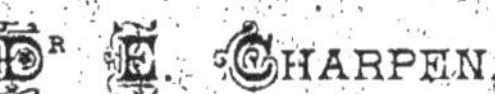
Dr E. CHARPENAY

Ancien Externe des Hôpitaux de Lyon
Ex-Interne des Hôpitaux
et de la Maternité de Saint-Etienne

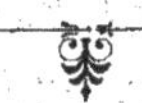

Étude Anatomique et Clinique

DES

ANGIOMES MUSCULAIRES PRIMITIFS

Lyon. — Assoc. typ., 12, rue de la Barre.

Dʳ E. CHARPENAY

Ancien Externe des Hôpitaux de Lyon
Ex-Interne des Hôpitaux
et de la Maternité de Saint-Etienne

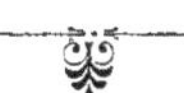

Etude Anatomique et Clinique

DES

NGIOMES MUSCULAIRES PRIMITIFS

A LA MÉMOIRE DE MON PÈRE

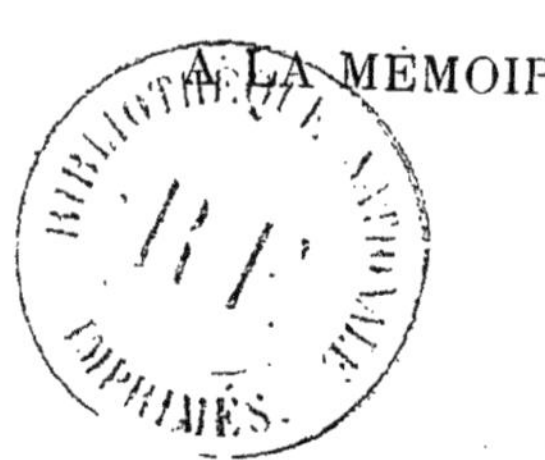

A MA MÈRE

MEIS ET AMICIS

A mon Président de Thèse,

Monsieur le Professeur JABOULAY
Professeur de clinique chirurgicale à l'Hôtel-Dieu de Lyon

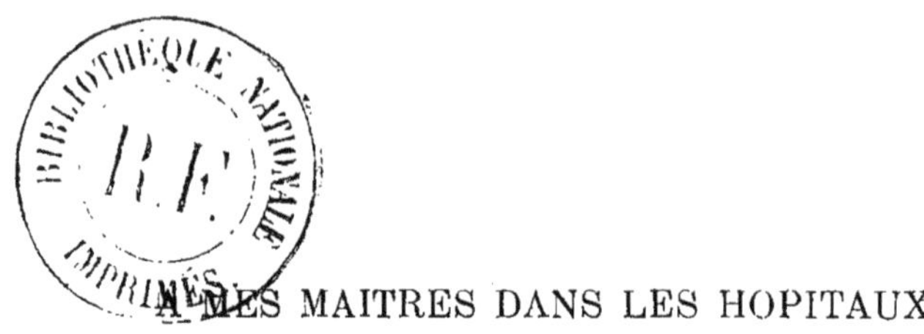

À MES MAITRES DANS LES HOPITAUX

Externat (Hôpitaux de Lyon)

MM. JALOULAY, Professeur de Clinique chirurgicale.

Maurice POLLOSSON, Professeur de Médecine opératoire, Chirurgien des Hôpitaux.

BONDET, Professeur de Clinique médicale.

GAREL, Médecin des Hôpitaux.

Internat (Hôpitaux de Saint-Etienne)

MM. DUCHAMP, Professeur agrégé, Chirurgien des Hôpitaux.

BLANC, Chirurgien des Hôpitaux.

MARTEL, Chirurgien des Hôpitaux.

CÉNAS, Médecin des Hôpitaux.

MONTAGNON, Médecin des Hôpitaux.

GEREST, Médecin des Hôpitaux.

Nous prions M. le Professeur JABOULAY, qui a bien voulu accepter la présidence de cette thèse, de recevoir l'expression de notre vive gratitude.

A M. le Dr VIANNAY, Chirurgien des Hôpitaux, qui nous a inspiré ce travail et nous a aidé de ses conseils, nous exprimons toute notre reconnaissance.

M. le Dr TIXIER, Chirurgien des Hôpitaux, Professeur agrégé, que nous avons connu au début de nos études médicales, n'a cessé de nous prodiguer ses conseils et ses encouragements; nous l'en remercions vivement.

Nous ne voulons pas oublier non plus les conférenciers qui nous préparèrent à l'Externat et à l'Internat, nos amis les docteurs Emile DUROUX et Charles BEUTTER auxquels nous devons une grande partie de notre formation médicale.

AVERTISSEMENT

Ayant eu l'occasion d'observer dans les hôpitaux de Saint-Etienne deux cas d'angiomes musculaires primitifs, nous avons entrepris ce modeste travail sur les conseils de M. le docteur Viannay, chirurgien des hôpitaux.

Ce sujet a déjà inspiré des thèses antérieures : (Desprès, thèse d'agrégation, 1866 ; Bonnet, Toulouse, 1894 ; Germe, Paris, 1900 ; Rigaud, Paris, 1903 ; cette dernière, faite sous l'inspiration de Cornil est surtout une étude anatomo-pathologique). Néanmoins, des observations nouvelles sont venues s'ajouter aux anciennes, mettant en relief quelques points restés dans l'ombre jusque-là. Aussi avons-nous recueilli un nombre d'observations suffisant pour avoir de l'angiome musculaire primitif une idée assez complète ; nous n'avons pas craint de résumer quelques observations anciennes de la thèse de Rigaud ; nous y avons ajouté des observations plus récentes, et nous relatons en détail les deux cas que nous avons eu l'occasion d'observer et qui ont été publiés dans la *Loire Médicale* par nos collègues Wies et Péju.

Après avoir résumé la structure de l'angiome musculaire primitif, d'après les travaux récents de Cornil et Ranvier, nous tâchons de faire une étude clinique aussi complète que possible, en mettant surtout en relief certaines particularités qui nous ont paru résulter nettement des observations parcourues ; le caractère de la douleur dans l'angiome musculaire et ses causes ; l'allure parfois envahissante de ces tumeurs ; les récidives, autant de caractères qui doivent imposer parfois un pronostic réservé. En somme, présenter une *Monographie de l'Angiome musculaire* d'après les observations et les travaux les plus récents, tel est le but de ce travail inaugural.

CHAPITRE PREMIER

Etude anatomique et pathogénique
de l'angiome en général.

On appelle angiome une malformation probablement congénitale constituée par la multiplication et la dilatation consécutive des vaisseaux capillaires au sein d'un tissu.

Il y a aussi, dans tout angiome, un *double élément* : d'une part, la *multiplication des vaisseaux*, phénomène essentiellement vital et actif de prolifération cellulaire ; d'autre part, la *dilatation des vaisseaux néoformés* sous l'influence de la pression sanguine au sein de l'angiome qui fait de cette situation un phènomène purement passif.

Ce sont ces deux influences primordiales que nous voyons agir sur la tumeur : suivant que la prolifération cellulaire est plus ou moins intense, l'angiome sera plus ou moins étendu, circonscrit ou diffus, suivant que la circulation est plus ou moins active, l'angiome aura telle ou telle consistance, les téguments qui le recouvrent telle ou telle coloration ; le ralentissement de la circulation provoquera la formation de caillots fibrineux qui s'organiseront pour devenir plus tard des angiolithes.

De ces deux facteurs essentiels de l'angiome, il est incontestable que c'est le premier, c'est-à-dire la néoformation vasculaire qui est le phénomène initial ; et que donner la raison de la néoformation vasculaire, c'est donner, du même coup, la raison de l'angiome. Cette raison, nous devons l'avouer, nous échappe encore.

Certains auteurs, comme Wardrop, veulent que tous les angiomes, sans exception soient congénitaux. Virchow l'admet pour les angiomes de la peau ; Nass pour les lymphangiomes ; Ribbert et Smieden, pour les angiomes du foie ; Riethus, pour les angiomes musculaires. *L'angiome serait une anomalie congénitale* remontant à une époque de remaniement du mésenchyme, c'est ainsi que, les angiomes du foie, qui ont été spécialement étudiés par Ribbert et Smieden, résulteraient d'une anomalie des vaisseaux et du tissu hépatique en vertu de laquelle, au cours du développement de l'organe, les vaisseaux se développent anormalement tandis que le tissu hépatique s'atrophie. Il en serait de même des angiomes musculaires pour Riethus qui voit dans ces formations une anomalie du tissu musculaire consistant en une prolifération exagérée des vaisseaux tandis que les fibres musculaires s'atrophient, c'est là l'opinion de la majorité des auteurs. Il est incontestable, en effet, qu'un grand nombre d'angiomes sont congénitaux :

céux qui se développent sur le trajet des fentes branchiales; certains angiomes musculaires (nous en citons des observations), mais il est non moins certain que, bien souvent, ces formations se montrent après la naissance, parfois sans cause apparente, fréquemment après un traumatisme. Cornil attachait au traumatisme une grande importance, et cet auteur pensait que chez un sujet prédisposé, sous l'influence d'une action extérieure telle que le traumatisme, le système vasculaire peut devenir impuissant à régler et à limiter son évolution et l'angiome se former ainsi et constituer parfois une malformation acquise.

L'angiome musculaire est-il toujours une malformation congénitale? Peut-il être parfois acquis? Nous ne saurions évidemment trancher la question; peut-être les deux opinions renferment-elles une part de vérité. Quoiqu'il en soit, la plupart des auteurs admettent leur congénitalité et les considèrent comme des *malformations congénitales plutôt que comme des tumeurs à proprement parler.*

Quoi qu'il en soit, l'angiome, une fois constitué, se présente avec des aspects variables et *les classifications* des auteurs n'ont pas manqué.

Follin et Gerdy distinguaient les *angiomes artériels, veineux et mixtes,* suivant la prédominance de tel ou tel de ces éléments. Or, l'angiome est essentiellement une néoformation des vaisseaux capillaires; sinon, quelle différence y aurait-il entre lui et l'anévrysme cirsoïde ? Il faut reconnaître que les classifications de ces auteurs n'étaient pas dénuées de fondement. Il

existe dans certains angiomes une prédominance de
la circulation artérielle ; une bande d'Esmarch placée
à la racine d'un membre ; une ligature posée sur les
artérioles qui se rendent à la tumeur (cas de Tillaux,
obs. 3 ; cas de Tédenat, obs. 15) peuvent suffire à
l'anémier. D'autres fois, au contraire, la tension veineuse l'emporte ; il n'est pas rare de voir des tumeurs
parfaitement réductibles à la palpation saigner abondamment malgré l'application d'une bande d'Esmarch
sur la racine du membre au cours des interventions.
Ce sont là des faits dont la connaissance a son importance pratique, mais qui ne sauraient servir de
base à une classification scientifique des angiomes.

Broca, se basant sur la coloration de ces tumeurs,
admet des tumeurs *artérielles et veineuses* ; les tumeurs artérielles, de coloration rouge ; les tumeurs
veineuses, de coloration violacée ; cette classification
se rapproche beaucoup de la précédente et, pas plus
qu'elle, elle ne peut être prise à la lettre : L'angiome
est une prolification de capillaires ; il n'y a pas d'ec-
tasie artérielle ou veineuse et la coloration rouge vif
ou violacée qu'on voit à la surface résulte uniqué-
ment de la vitesse du sang qui circule à son intérieur.

Demarquay, frappé surtout par les différences anatomiques et cliniques qui existent entre un angiome
bien limité ; encapsulé de toutes parts au sein du
tissu où il a pris naissance et un angiome sans limites extérieures, qui tend à envahir de tous côtés les
tissus ambiants, proposait, il y a plus d'un demi-
siècle, de distinguer *les angiomes envahissants et les*

angiomes limités. C'est là une excellente classification répondant à des variétés anatomiques et cliniques bien tranchées, que nous avons l'occasion de rappeler en parlant des angiomes musculaires.

Il existe enfin une quatrième classification, basée
sur la structure intime des angiomes, proposée par
Virchow et universellement admise. Cet auteur distingue *l'angiome simple* et *l'angiome caverneux.*

L'angiome simple est constitué par des capillaires
néoformés dont le calibre est celui des capillaires normaux, ou à peu de chose près.

L'angiome caverneux est constitué par un ensemble de capillaires trés dilatés, formant un système
lacunaire plus ou moins analogue à un tissu érectile.
On connaît la comparaison célèbre de Virchow :
l'angiome simple peut être assimilé au corps spongieux de l'urètre ; l'angiome caverneux, des corps caverneux de la verge. Toutefois, comme le fait remarquer Robin, ce n'est là qu'une comparaison. Dans un
organe érectile, la turgescence est un phénomène
physiologique, soumis à une influence réflexe. Une
impression sensitive, voire même un phénomène psy-
chique, peuvent provoquer la vasodilatation active qui
mettra l'organe érectile en érection. Dans l'angiome, rien de semblable, sa turgescence n'est pas sou-
mise à l'influence directe du système nerveux ; c'est
un fait simplement passif, dépendant exclusivement
d'un fait mécanique, le débit sanguin de la tumeur.

Il ne faut pas croire toutefois que l'angiome simple
et l'angiome caverneux constituent deux variétés de
tumeurs absolument distinctes. En réalité, *tout an-*

giome est simple au début et devient peu à peu un angiome caverneux.

L'angiome simple une fois constitué, la néoformation des vaisseaux capillaires s'étant effectuée, les capillaires néoformées, sous l'influence de la pression sanguine, se distendent progressivement, formant des espaces lacunaires qui viennent au contact les uns des autres ; leurs parois se distendent et s'amincissent ; des points de communication s'établissent entre les cavités. Bientôt, à la place des capillaires primitifs, n'existent plus que des lacunes gorgées de sang. L'angiome caverneux est constitué.

On le voit : cette transformation de l'angiome simple en angiome caverneux est un phénomène purement passif, uniquement facteur de la tension sanguine.

La naissance de l'angiome simple est un processus cellaire vital, essentiellement actif ; ses transformations successives, qui aboutissent à l'angiome caverneux, sont un phénomène purement passif, uniquement soumis à l'influence de la pression sanguine à l'intérieur de la tumeur.

CHAPITRE II

Etude anatomique et pathogénique
des angiomes musculaires.

§ 1. Leur nature et leurs variétés

Les angiomes musculaires primitifs occupent *exclusivemenl les muscles striés*. Les quelques angiomes des muscles lisses observés jusqu'ici intéressaient le muscle utérin et étaient secondaires à des angiomes qui avaient pris naissance au niveau de la muqueuse.

Ces angiomes primitifs des muscles striés, les seuls observés, ne constituent pas, comme l'avaient cru Muscatello et Bonnet, des formations spéciales. Les descriptions de ces auteurs se rapportent à des types intermédiaires entre les deux stades extrêmes, à des angiomes précaverneux, en sorte qu'au point de vue anatomo-pathologique, *toutes les variétés d'angiomes musculaires se rapportent au type simple ou au type caverneux.*

Or, *le type simple est d'une extrême rareté ; le type caverneux constitue la règle.* Cette particularité n'a rien qui doive nous surprendre. Ces tumeurs étant profondément situées, restent longtemps silencieuses ; en sorte que, lorsque le malade se montre au chirurgien, celui-ci se trouve en présence d'un angiome caverneux. Quand le malade est frappé par le volume de la tumeur, ou bien celle-ci, qui s'est développée peu à peu, existe déjà depuis longtemps ; ou bien, récemment apparue, elle a pris un développement rapide, et, cette fois encore, les capillaires néoformés qui la constituaient au début ont subi la transformation lacunaire.

Lorsqu'au lieu de frapper par son volume, l'angiome se révèle par les douleurs qu'elle provoque, elle a eu le temps, soit de comprimer un nerf, soit de voir s'effectuer en elle un processus endophlébitique, ce qui suppose à la tumeur un âge suffisamment avancé pour qu'elle ait pu passer du stade simple au state caverneux. En somme, de par leur situation profonde, les angiomes musculaires ne forcent que tardivement l'intervention chirurgicale, lorsqu'ils ont atteint l'âge caverneux.

§ II. Variétés histologiques

A. *Angiomes musculaires simples.*

Cependant, Muscatello et Bonnet citent quelques cas d'angiomes simples, en distinguent même plusieurs variétés. Nous dirons donc quelques mots de ces formations excessivement rares.

L'angiome simple est constitué par un ensemble de capillaires néoformés ayant à peu près le volume d'un capillaire normal, en nombre considérable, formant des cordons fluxueux juxtaposés. De plus, la structure de ces capillaires offre certaines particularités. Au lieu d'être constituées par un endothélium simple, les parois vasculaires sont formées de plusieurs strates superposées. En somme, deux caractères pathologiques : multiplication des capillaires constituant, par leur juxtaposition, une véritable tumeur ; multiplication, sur leurs parois, des cellules endothéliales, formant par leur disposition, une couche stratifiée.

Disons, pour mémoire, que dans cette catégorie d'angiomes, Muscatello, Bonnet, Margarucci, ont décrit plusieurs variétés ; l'angiome simple capillaire, artériel et veineux, suivant la prédominance, au sein de la tumeur, de capillaires, d'artères ou de veines.

L'*angiome capillaire* est celui que nous venons de décrire et qui constitue le type de l'angiome simple.

L'*angiome artériel* renferme un grand nombre d'artérioles dont toutes les tuniques sont épaissies ; l'endothélium est stratifié, tout comme celui des capillaires ; la tunique musculaire est fortement épaissie, grâce à une prolifération abondante de fibres musculaires lisses ; l'adventice est également hyperplasiée et renferme, à son intérieur, de nombreuses cellules conjonctives.

L'*angiome veineux* contient un grand nombre de vaisseaux béants rappelant la constitution des veines, mais leur endothélium est peu épais ; leur couche moyenne ne renferme qu'une seule strate de fibres musculaires, d'ailleurs discontinue, autour de laquelle se disposent des fibres conjonctives.

Quoi qu'il en soit de ces variétés, l'angiome simple est excessivement rare et l'on peut dire que l'angiome musculaire qui intéresse exclusivement le muscle strié, est un angiome du type caverneux. C'est de ce dernier que nous allons maintenant nous occuper.

B. *Angiome musculaire caverneux.*

Cette tumeur est constituée par un *ensemble de cavités*, lacunes ou géodes, situées à côté les unes des autres, gorgées de sang, limitées par du tissu conjonctif ambiant, dans lequel on voit rarement des veines, quelques artérioles et des fibres musculaires ayant subi pour la plupart la dégénérescence hyaline.

La forme de ces cavités est variable : arrondie, ovalaire, irrégulière, allongée en formes de fentes qui s'insinuent dans le tissu conjonctif qui les limite.

Leurs parois sont formées par ce tissu conjonctif tapissé d'un endothélium constitué par une seule couche de cellules. Cet endothélium qui, d'après Ritschl, serait parfois discontinu, est en réalité continu et tapisse, dans toute son étendue, l'intérieur des lacunes sanguines.

Ces espaces lacunaires peuvent renfermer du sang, des caillots fibrino-cruoriques, des caillots organisés, des phlébolithes ou angiolithes.

Les éléments du sang peuvent s'y trouver en proportion normale ; mais le plus souvent le nombre des globules blancs est plus considérable que dans le sang

normal, d'autant plus considérable que la circulation
est plus ralentie. On sait, en effet, que les globules
blancs s'accumulent dans les endroits où la circulation est moins rapide ; à l'intérieur des capillaires
normaux, on les voit à la périphérie, près des parois, à
un endroit où le courant sanguin, comme à la berge
d'une rivière, a une vitesse moins grande qu'au centre. Dans les lacunes angiomateuses, la circulation
étant en général uniformément ralentie, on les trouve
partout en égale proportion, tant au centre qu'à la
périphérie.

A côté de ces lacunes, on en voit parfois qui renferment *des caillots fibrineux*. Suivant leur ancien-
neté ou suivant l'intensité de la circulation, ils peuvent occuper l'espace lacunaire en entier, ou être
séparés de ses parois par du sang circulant.

Plus tard, ces caillots s'organisent pour constituer
un phlébolithe. Le caillot fibrineux primitif est bientôt tapissé par une couche de cellules endothéliales ;
puis, sur cette couche s'en dépose une nouvelle et
ainsi de suite ; à mesure que les cellules se déposent,
les cellules des couches les plus profondes, qui sont
les plus anciennes, perdent leur protoplasma ; il ne
reste plus que leurs noyaux qui devient lui-même
de plus en plus clair, de plus en plus diffus, et finit
par disparaître. En sorte que la coupe d'un caillot
ainsi organisé, d'un *phlébolithe*, montre à la périphérie des cellules endothéliales ; plus profondément
des éléments cellulaires dont le protoplasma disparaît
de plus en plus ; plus profondément encore, on ne
voit que des noyaux qui finissent, au centre, par dis-

paraître à leur tour. D'après Cornil, les éléments cellulaires qui concourent à l'organisation du phlébolithe proviennent de desquamations successives de l'endothélium pariétal de la cavité angiomateuse.

L'angiolithe ainsi formé, se trouvant dans un milieu privé de toute circulation finit par subir une dégénérescence calcaire et aboutit à la constitution du *grain calcaire* que l'on trouve fréquemment dans les tumeurs. Comme les caillots fibrineux, comme les phlébolithes desquels ils dérivent par un processus dégénératif, les grains calcaires sont situés au sein des lacunes. Ils sont de dimensions variables ; ils peuvent ressembler à un grain de mil, à un noyau de cerise ; ils sont réguliers, généralement ovalaires, lisses et durs. Tantôt ils adhèrent à la paroi lacunaire par une face ; tantôt ils sont reliés à elle par un tractus cellulo-fibreux, en sorte qu'entre eux et la paroi le sang peut encore circuler ; tantôt ils sont isolés « en grelots » au sein de la géode, formant de véritables corps étrangers relativement mobiles à l'intérieur de la cavité dans laquelle ils se trouvent. Isolés et sectionnés, ils offrent à la coupe des stries concentriques rappelant, comme d'ailleurs le phlébolithe luimême, la coupe d'un tronc d'arbre, stries alternativement sombres et claires et dont les couches les plus superficielles sont les plus récentes, suivant la remarque de Cornil.

En sorte, les grains calcaires ne sont autres que des caillots qui se sont d'abord organisés et se sont infiltrés dans la suite de sels calcaires ; cette transformation est le *résultat d'un ralentissement de la cir-*

culation dans les lacunes angiomateuses. *Cependant, des caillots phlébitiques peuvent encore se former sous l'influence d'une infection ;* nous publions l'observation d'un angiome devenu brusquement phlébitique à la suite d'une dothiénentérie (obs. 18). Peut-être ce processus inflammatoire survenu brusquement sous l'influence de causes difficiles à préciser, explique-t-il les douleurs brusques survenues au sein d'angiomes musculaires diffus ou circonscrits et qui avaient toujours été indolores.

Les cavités lacunaires dont nous venons de décrire les parois et le contenu sont bordées, avons-nous dit, par du *tissu conjonctif*. Celui-ci est très irrégulier dans sa disposition ; il forme tantôt des lames minces, tantôt des bandes serrées, plus ou moins infiltrées de cellules conjonctives. Il est à remarquer que *sa structure dépend de l'intensité du processus néoformatif*. La poussée vasculaire est-elle intense ? le tissu conjonctif est presque embryonnaire ; les cellules sont nombreuses, anastamosées par leurs prolongements, à peine trouve-t-on quelques fibrilles conjonctives ; c'est le cas des angiomes diffus à évolution rapide. La néoformation vasculaire s'opère-t-elle d'une façon lente ? le tissu conjonctif a le type adulte ; nombreuses fibres conjonctives au milieu desquelles se trouvent quelques cellules. Lorsque la formation angiomateuse évolue très lentement, et se limite à un étroit espace, le tissu conjonctif est très abondant ; des bandes épaisses séparent les cavités lacunaires ; et, tout autour de la tumeur, se forme une épaisse charpente conjonctive qui l'isole des tissus voisins et favorise son énucléation.

A l'intérieur de ce tissu conjonctif, on peut apercevoir (indépendemment des cellules conjonctives qui en font partie intégrante) des *lymphatiques*, disposées tantôt en trainées irrégulières, tantôt en groupes rappelant les points lymphatiques. Cependant, on n'a jamais rencontré, dans les observations que nous avons parcourues, ni de vrais centres lymphatiques de Flemming, ni des néofomations lymphatiques pouvant faire penser à la présence d'un angiolymphangiome. Ces groupes cellulaires surtout abondants au voisinage des artérioles émanent probablement du sang des artérioles ou des cavités lacunaires, dont elles ont traversé les parois pour former les amas observés; c'est encore un des résultats du ralentissement de la circulation à l'intérieur de la tumeur.

Au centre de ce tissu conjonctif se trouvent encore des vaiseaux.

On y rencontre *rarement des veines*; cependant on en voit parfois qui sont dilatées, et dont la tunique moyenne se réduit à une seule couche de fibres musculaires lisses discontinues.

Par contre, *les artérioles sont assez nombreuses*. A leur sujet, deux faits sont à noter. Leur lumière, suivant les points considérés, est tantôt dilatée, tantôt rétrécie, parfois punctiforme. De plus, leurs parois sont épaissies dans leur totalité. Leur endothélium est épais et les noyaux des cellules qui le constitue offrent parfois des divisions mitosiques. Mais ce sont surtout la tunique moyenne et l'adventice qui sont hypertrophiées. Dans la tunique moyenne on voit les fibres lisses augmentées de volume et de nombre ; on rencontre parfois des trainées de ces fibres qui s'extériorisent de la paroi vasculaire pour pénétrer en plein tissu conjonctif ambiant. Quant à l'adventice, son tissu conjonctif est plus épais que normalement et renferme un très grand nombre de cellules conjonctives.

Ces diverses formations se sont développées au sein des *fibres musculaires striées*. Que deviennent ces dernières ? Toutes subissent la *dégénérescence hyaline*. Dans les angiomes encapsulés, on n'en voit plus au centre, on ne les trouve qu'à la périphérie où elles sont refoulées par groupes par le tissu conjonctif et les néoformations vasculaires qui les étranglent. Dans les angiomes diffus, elles sont rares et dégénérées au centre ; plus nombreuses à mesure qu'on se rapproche du point où la tumeur se continue avec le muscle ; parfois, dans ces angiomes, surtout dans ceux de formation rapide, peu de fibres musculaires sont altérées comme si elles n'avaient pas encore eu le temps de subir la dégénérescence.

En somme, l'angiome se présente comme une *hyperplasie des capillaires et du tissu conjonctif, avec exode des éléments lymphatiques du sang et atrophie concomitante des fibres musculaires striées.*

On conçoit qu'une semblable formation puisse altérer, non seulement le muscle au sein duquel elle se développe, mais les divers organes avec lesquels elle peut se trouver en contact.

Nous avons déjà vu qu'on ne trouve généralement pas de veines dans le voisinage. Par contre, les artères peuvent être englobées par la tumeur et on peut être obligé de réséquer de gros troncs artériels.

Les tendons, même au voisinage de l'angiome musculaire, restent en général absolument intacts. Cependant, dans un cas de Riéthus, le tendon d'Achille était envahi; il s'agissait d'un angiome récidivant d'une exceptionnelle gravité.

Ce sont surtout *les nerfs* qui sont lésés. Le plus souvent, c'est la gangue fibreuse d'un angiome encapsulé qui comprime un rameau nerveux et peut faire croire à un lipome sous-cutané douloureux ou à un névrome. D'autres fois, c'est un filet nerveux qui est inclus dans la tumeur.

Les nerfs ainsi comprimés peuvent à la longue offrir des lésions de sclérose interstitielle ou périnévritique (obs. 17) et parfois, même après l'ablation de la tumeur peuvent persister des troubles névritiques (obs. 4, 10).

D'autres fois, le nerf participe au processus angiomateux, en sorte que ces lésions nerveuses peuvent constituer une véritable complication de l'angiome musculaire.

§ III. Evolution anatomique et divers types de l'angiome musculaire caverneux.

Telle est la description générale de l'angiome musculaire qui, nous le répétons, est presque toujours du type caverneux. Toutefois, cet angiome a des aspects divers; et, si Muscatello, Margarucci et Bonnet ont pu décrire plusieurs variétés dans l'angiome simple, nous avons, à notre tour, le droit de distinguer dans l'angiome caverneux des muscles striés des variétés anatomiques.

La tumeur, en effet, peut être circonscrite, diffuse, partiellement circonscrite avec une tendance à la diffusion ; et, si dans ces divers cas, l'histologiste ne découvre pas des différences structurales essentielles, le clinicien se trouve en présence, au contraire, d'une symptomatologie, d'une évolution tout à fait différentes, suivant les variétés envisagées, en sorte que cette subdivision des angiomes caverneux nous paraît réellement correspondre à des réalités anatomiques et cliniques.

A) *Angiome caverneux circonscrit.* — C'est la *variété la plus fréquente.* Le volume de ces tumeurs. qui peut varier de la grosseur d'un grain de raisin (obs. 5) a celle d'une tête d'enfant (cas de Honsell) est en général celui d'une noix, d'un œuf de poule, d'une mandarine.

L'angiome circonscrit est constitué par des cavernes lacunaires telles que nous les avons décrites, séparées par des bandes assez épaisses de tissu conjonctif du type adulte, qui forme tout autour de la tumeur une *gangue* assez épaisse qui l'isole des organes voisins.

Cette coque peut être plus ou moins mélangée à du tissu lipomateux, au point de former une *enveloppe fibrolipomateuse,* donnant la sensation d'une surface à gros .grains et pouvant faire penser à la présence d'un lipome (obs. 16).

Cette coque constitue en réalité un vrai lipome

capsulaire. Dans ce cas la tumeur constitue ce qu'on est convenu d'appeler un *fibrolipangiome*. Dans ce cas, le tissu lipomateux, né à la périphérie, se développe d'abord à la périphérie, puis gagne, à l'intérieur le tissu conjonctif qui sépare les travées fibreuses où existent çà et là des amas plus ou moins grands de cellules adipeuses.

On peut voir dans les lacunes des grains calcaires, visibles à la radiographie (obs. 9) assez nombreux pour donner une crépitation semblable à celle des grains riziformes et occasionnant toujours des douleurs (obs. 3).

Dans ces tumeurs, les fibres musculaires striées sont très rares ; on les voit, au voisinage de la périphérie, comme nous avons eu déjà l'occasion de le dire, en groupes, refoulées et comprimées par le tissu conjonctif et caverneux. Elles ont généralement toutes subi la dégénérescence hyaline.

Ce sont surtout ces formations qui occasionnent des compressions nerveuses. Le plus souvent, le nerf est comprimé par la coque périphérique (obs. 2, 3 et 4) ; nous citons le cas curieux (obs. 18) d'un angiome récidivant comprimant, à chaque récidive, un filet nerveux émané du sciatique poplité externe et qui était inclus dans la tumeur.

Les nerfs ainsi comprimés peuvent être aplatis (obs. 2), présenter même des points de sclérose interstitielle (obs. 17) et les troubles névritiques peuvent persister encore après l'ablation de la tumeur (obs. 4 et 10).

B) *Angiomes caverneux partiellement circonscrits ayant une tendance à la diffusion.* — Cette variété est de beaucoup *la plus rare.* Nous l'avons cependant rencontrée deux fois dans nos observations (obs. 16 et 17). Leur volume extérieur n'est guère plus considérable que celui des tumeurs précédentes. Ce sont des tumeurs qui sont séparées de la périphérie par du tissu connectif assez épaix et qui infiltrent profondément les tissus musculaires (obs. 16 et 17).

Ces phénomènes anatomiques répondent à des types cliniques bien spéciaux. Ou bien ces tumeurs, restées stationnaires pendant longtemps, augmentent brusquement de volume au point d'inquiéter le malade (obs. 16), ou bien elles récidivent, devenant chaque fois plus envahissantes et obligeant le chirurgien à pratiquer des exérèses successives de plus en plus larges (obs. 17).

Aussi, peut-on considérer cette variété de tumeurs comme le type d'un angiome d'abord circonscrit, qui, après un temps plus ou moins long, *tend à devenir diffus et présente ainsi un certain caractère de malignité,* qui ressort à la fois de ses particularités anatomiques et cliniques.

c) *Angiomes caverneux diffus.* — Tandis que Rigaud, dans sa thèse, les regarde comme absolument exceptionnels, nous en rapportons huit observations.

3 Angiomes diffus du vaste interne (Tixier-Corneloup ; Jabuolay-Viannay ; Layral-Viannay-Wies).

1 Angiome diffus du vaste interne, du vaste externe et du droit antérieur (Poucel).

1 Angiome diffus du vaste interne et du droit antérieur (Hardouin).

1 Angiome diffus du deltoïde (Tédenat et Fuster).

1 Angiome diffus du grand dorsal (Reclus et Magitot).

1 Angiome diffus du biceps brachial (Tédenat et Fuster).

Ces formations sont constituées par du tissu caverneux typique, mais qui n'est pas séparé des tissus
voisins par du tissu conjonctif. Ce sont des tumeurs
spongieuses, rougeâtres, très vasculaires, saignant
très abondamment, même après l'application d'une
bande d'Esmarch (obs. 8 et 11) et qui infiltrent dans
tous les sens le ou les muscles au sein desquels elles
ont pris naissance. On rencontre quelquefois dans
leurs cavités des phlébolithes qui les rendent douloureuses (obs. 11).

Nous rapportons le cas d'un angiome diffus
devenu subitement phlébitique au cours d'une dothiénentérie ; il contenait à son intérieur plusieurs phlébolithes, point d'élection de la douleur (obs. 18).

Le tissu conjonctif qui limite les lacunes est peu
abondant ; il prend parfois le type embryonnaire,
dans les tumeurs à évolution rapide.

Ce qui caractérise surtout ces tumeurs, c'est leur
*tendance à envahir tous les tissus musculaires au sein
desquels elles ont pris naissance* ; elles peuvent occuper tout un muscle, tout un groupe musculaire. Dans
le cas rapporté par Hardouin, le droit antérieur et
le vaste interne ont dû être réséqués ; c'est pour cette
variété d'angiome que Fulkroger, rencontrant une

tumeur qui avait infitré tous les muscles du mollet, dut faire une amputation de jambe, et que Riethus, en présence d'une infiltration angiomateuse de tous les muscles de la voûte plantaire, dut pratiquer l'opé-ration de Pirogoff.

Leur évolution est parfois rapide; elles peuvent envahir presque tout le deltoïde en cinq mois (obs. 14); une grande partie du grand dorsal en sept mois (obs. 12). Elles récidivent parfois (obs. 17).

On conçoit donc que de semblables tumeurs puissent ne pas être regardées comme absolument bénignes.

De toutes les variétés d'angiomes musculaires, ce sont certainement celles qui ont les caractères de malignité les plus accentués : tendance à une infiltration en masse des tissus musculaires; évolution parfois assez rapide pour pouvoir faire penser à un sarcome musculaire (obs. 12) récidive possible; et si l'on n'a pas cité des cas de morts à la suite de semblables tumeurs, les cas de Fulkroger et de Riéthus, cités plus haut, montrent que le pronostic fonctionnel est parfois sombre et qu'il doit toujours être fort réservé.

§ IV. Genèse de l'angiome musculaire

Si nous résumons ce chapitre anatomopathologique, nous pouvons retracer de la sorte la genèse de l'angiome musculaire.

Sous des influences qui nous sont inconnues (disposition congénitale de cellules mésenchymateuses, disposition accidentelle à la suite d'un traumatisme ou sans cause apparente ?) en un point donné d'un muscle strié, les éléments cellulaires des vaisseaux et du tissu conjonctif prolifèrent. Des cellules émanées vraisemblablement soit de l'adventice des artérioles, soit du sang, vont former des vaisseaux capillaires qui se multiplient et forment une tumeur. Un travail analogue s'opère au sein du tissu conjonctif ambiant. Ce travail de prolifération — bien que ce ne soit là évidemment qu'une hypothèse, semble bien être l'œuvre de ces cellules indifférentes, de ces cellules à tout faire, comme les appelle le professeur Renaut (globules blancs du sang, cellules conjonctives de l'adventice des artérioles ; cellules conjonctives du tissu ambiant) qui, en même temps qu'elles épaississent les parois des artérioles, forment des vaisseaux capillaires et un tissu conjonctif tout nouveaux. L'angiome simple est constitué.

Puis, sous l'influence de la pression sanguine, ces néocapillaires se dilatent, forment des cavités plus ou moins confluentes, entourées d'un tissu conjonctif plus dense, qui a continué à proliférer. L'angiome est devenu caverneux.

Dès lors, la circulation se ralentit, et, sous l'influence du ralentissement de la circulation, une diapédèse s'opère ; des amas de cellules lymphatiques infiltrent le tissu conjonctif ambiant ; tandis qu'à l'intérieur des géodes, se forme un processus lent d'endophlébite qui peut aboutir à la formation de grains calcaires à l'intérieur de la tumeur.

Tantôt, la néoformation vasculaire prédomine, alors qu'il n'existe qu'un tissu conjonctif peu abondant, voire même embryonnaire : c'est l'angiome diffus ; tantôt la prolifération conjonctive l'emporte sur la néoformation vasculaire et finit par la limiter : c'est l'angiome circonscrit ; quelquefois, ces deux influences semblent entrer en conflit, et, tandis que pendant une première période la prolifération conjonctive était prédominante, la poussée vasculaire va l'emporter à son tour et l'angiome, d'encapsulé qu'il était, tend à devenir diffus.

Au cours de cette évolution, peuvent survenir des phénomènes inflammatoires surajoutés.

Quant au tissu musculaire strié, au sein duquel s'est effectuée la néoformation, il s'atrophie.

On comprend aussi qu'au voisinage, un nerf puisse être comprimé, altéré ou participer même au processus angiomateux.

Telle est l'histoire anatomique des angiomes musculaires (1).

---

(1) Pour écrire ces deux chapitres, nous avons fait de larges emprunts au *Traité d'Anatomie pathologique*, de Cornil et Ranvier (3e éd.), à la Thèse de Rigaud (1902), aux publications récentes de Reclus et Magitot (*Revue de Chirurgie*, 1906) et de Tédenat et Fuster (*Province Médicale*, 1907).

———

CHAPITRE III

OBSERVATIONS

———

OBSERVATION I.

Liston. In thèse Rigaud, obs. 1.

Angiome caverneux des muscles du mollet chez une enfant de 10 ans.

Enfant de 10 ans. Depuis neuf ans, tumeur du jarret droit, longtemps indolore, qui, depuis quelques mois, augmente de volume et provoque quelques vagues douleurs.

A l'examen, tumeur élastique, pulsatile, sans souffle, de la grosseur d'un œuf de dinde, suivant l'axe du membre. Pas de douleur. Pas d'augmentation de la température locale.

Opération : Tumeur vasculaire caverneuse.

Observation II.

Demarquay. In thèse Rigaud, obs. 2.

*Angiome caverneux du long supinateur, dont les douleurs, dues
des phénomènes de compression, simulent un névrome du radial.*

Femme, 28 ans. Depuis neuf ans, tumeur apparaissant
entre le tendon du biceps et le relief du long supinateur,
longtemps indolore. Depuis deux ans, douleurs de plus en
plus vives, irradiées dans le domaine du radial, exacerbées
parfois et comparables à une rage de dents ; accompagnées
d'engourdissement, de sensation de pesanteur du membre,
qui devient le siège de sueurs froides. Les objets un peu
lourds ne peuvent être soulevés.

Diagnostic : Névrome du radial.

Opération : Angiome caverneux du long supinateur comprimant le radial et donnant naissance à des névralgies
radiales. Après l'extirpation de la tumeur, les troubles fonctionnels et la douleur ont disparu.

Observation III.

Tillaux. In thèse Rigaud, obs. 3.

*Angiome circonscrit du fléchisseur superficiel des doigts. Douleurs vives
dues à la présence de phlébolithes et à la compression du médian.
Diagnostic.*

Fillette, 12 ans. Peu à peu, la tumeur qui siège à la partie
moyenne de l'avant-bras droit atteint le volume d'un œuf de
poule, provoque de la douleur et de la gène fonctionnelle.

L'enfant ne peut ni coudre ni écrire. Sensation de chaleur, de pesanteur, de fourmillements dans la sphère du médian.

A l'examen, tâches télangiectasiques à l'avant-bras et sur la face dorsale de la main.

Au niveau de la tumeur, peau normale, tumeur mollasse, réductible, crépitation légère rappelant celle des grains riziformes. La tumeur est immobilisée par la contraction musculaire. Douleur à la palpation.

Diagnostic : Angiolipome avec phlébolithes.

En effet, il s'agit d'un angiome circonscrit du fléchisseur superficiel, renfermant des phlébolithes et comprimant le médian. Les phlébolithes ont le volume, la forme, la consistance d'un noyau de cerise. A la coupe, ils sont constitués par des couches concentriques de matières calcaires.

OBSERVATION IV.

Le Dentu. In thèse Rigaud, obs. 4.

Angiome profond situé sur le trajet du nerf tibial postérieur et donnant lieu à tous les signes d'un névrome. Troubles consécutifs.

Fillette de 9 ans. Depuis deux ans, gêne de la marche. Le pied est en équinisme ; un traitement par appareil plâtré est resté sans résultats.

On voit une petite tumeur, au tiers supérieur de la jambe, sur le trajet du nerf tibial postérieur, de la grosseur d'un haricot.

Diagnostic : Névrome.

Extirpation.

L'examen histologique montre qu'il s'agit d'un angiome caverneux typique : cavités tapissées par un endothélium, remplies de sang, séparées par un tissu conjonctif extrêmement serré, au milieu, des fibres musculaires dégénérées.

Après l'opération, il persiste encore un peu de contracture du genou et la pression de la cicatrice est douloureuse, symptômes calmés par des applications locales de chlorure de méthyle.

OBSERVATION V.

Schwartz. In thèse Rigaud. Premier cas personnel.

Angiome musculaire de la langue.

Femme, 45 ans.

Depuis un an, apparition d'une petite tumeur à la pointe de la langue, qui, depuis six mois, rend la parole et la mastication difficiles et provoque des douleurs irradiées vers l'oreille gauche.

La tumeur, de la grosseur d'un grain de raisin, fait légèrement saillie sur la muqueuse qui est violacée à ce niveau.

Le diagnostic d'angiome de la langue, qui est porté dans ce cas, est confirmé par l'examen histologique, pratiqué au laboratoire du prof. Cornil.

OBSERVATION VI.

Dr Poucel. *Marseille Médical*, 1908.

Angiome caverneux diffus du quadriceps fémoral gauche. Varices sous-cutanées. La tumeur disparaît presque complètement pendant l'élévation du membre. Diagnostic. Extirpation. Guérison.

Il s'agit d'un mineur, porteur, au niveau de la cuisse gauche, d'une tumeur qui paraît être congénitale.

On remarque, sur la face antérieur de la cuisse, la présence de quelques varices sous-cutanées. La tumeur, assez volumineuse, disparaît presque entièrement pendant la surélévation du membre.

Ce dernier caractère permet au Dr Poucel d'écarter l'hypothèse, soit d'un myome, soit d'un lipome et de poser le diagnostic d'angiome musculaire.

Opération : Extirpation de la tumeur. L'hémostase est très simple ; sept ou huit ligatures suffisent. Il s'agit d'un angiome caverneux mesurant 16 centimètres de long et occupant tout le droit antérieur, une partie du vaste interne et très peu du vaste externe. Guérison rapide. Bientôt le malade peut reprendre son rude travail de mineur.

OBSERVATION VII.

Auvray. *Tribune Médicale*, 1905.

Angiome musculaire douloureux du vaste interne, dont l'évolution simule une arthrite du genou. Processus phlébolithique.

Femme, 27 ans. Blennoragie. Soupçon de spécificité.

Depuis deux ans, gêne de la marche ; douleurs après les fatigues au niveau du genou gauche. Puis, la douleur devient de plus en plus vive, spontanée, très exagérée par la pression.

On a successivement pensé à une arthrite blennorragique ou tuberculeuse, à une lésion syphilitique, à un ostéosarcome (devant la faillite de tous les traitements employés : repos au lit, pointes de feu, injections mercurielles, etc.).

A l'examen, sur le condyle interne du fémur, tuméfaction ovoïde, mobile sur le squelette, très douloureuse à la plus légère pression.

Diagnostic : Foyer d'ostéite tuberculeuse localisé dans le condyle.

Extirpation. Tumeur télangiectasique du vaste interne. Suites excellentes. Tous les signes disparaissent.

Examen histologique (pratiqué par Cornil) : Angiome du quadriceps, siège d'un processus phlébolithique.

OBSERVATION VIII.

Dr Tixier (publiée par Corneloup). *Lyon Médical*, 1904.

Angiome caverneux du vaste interne. Traumatisme antérieur. Douleur et gêne fonctionnelle presque nulles. Tuméfaction volumineuse. Extirpation. Guérison.

Homme, 38 ans, sans antécédents héréditaires ni personnels.

A 18 ans, traumatisme portant sur la face interne du genou : application d'un cautère à ce niveau.

Trois ans après, au niveau de la cicatrice laissée par le cautère, apparition d'une tumeur qui augmente d'une façon lente et progressive. Pendant les marches prolongées, la tuméfaction devient plus volumineuse, plus dure, plus tendue, avec, à sa surface, une ampoule bleuâtre comparable à une dilatation ampullaire d'une veine variqueuse. Les marches un peu longues sont pénibles et la jambe, au dire du malade, se fatigue plus rapidement, bien qu'il n'existe pas de douleurs à proprement parler. Ce n'est que le soir, après des fatigues de la journée plus pénibles, que le malade éprouve quelquefois de vagues douleurs, d'ailleurs passagères et vite calmées par le repos. Le malade, surtout inquiété par la tumeur, entre, le 4 janvier 1904, dans le service de M. le Dr Tixier.

A l'examen, tumeur peu saillante, sans communication avec l'articulation du genou, s'étendant sur une longueur d'environ huit centimètres carrés, molle, complètement irréductible. Dans l'extension forcée de la jambe sur la cuisse, lors des contractions du quadriceps fémoral, elle fait saillie sous la peau très fortement.

Le malade n'ayant donné les renseignements signalés plus haut qu'après l'intervention, on pense, en se basant uniquement sur les signes physiques de la tumeur, à un lipome en rapport avec le cul-de-sac sous-tricipital.

Opération par M. le Dr Tixier : Angiome diffus de l'extrémité inférieure du vaste interne. L'hémorragie, malgré l'application de la bande d'Esmarch, est assez abondante. On ne mentionne pas la présence de phlébolithes dans la tumeur.

Pas de suites opératoires. Guérison complète vingt jours environ après l'intervention.

OBSERVATION IX.

Kirmisson. Société de chirurgie, 1905.

Angiome caverneux, non diffus, calcifié, de la partie inférieure du triceps crural gauche, où la radiographie décèle deux petites ombres ayant fait penser à des corps étrangers et représentant deux grains calcaires

Fillette de 14 ans, adressée à M. le prof. Kirmisson pour des douleurs violentes de la partie inférieure de la cuisse gauche, pouvant faire penser à un point d'ostéite.

L'examen montre qu'il s'agit d'une tumeur intra-musculaire. On pense à une gomme musculaire ; et, après le repos au lit et l'application d'un emplâtre de Vigo, l'enfant s'améliore et rentre chez elle.

Un an après, elle revient avec les mêmes phénomènes très exagérés. On pense à des corps étrangers. La radiographie montre nettement deux petites ombres ne représentant la forme d'aucun objet connu.

A l'intervention, on trouve un angiome intra-musculaire du triceps crural gauche, contenant, à son intérieur, deux grains calcaires.

OBSERVATION X.

Jaboulay (publiée par Ch. Viannay).
Province Médicale, 1902.

Angiome caverneux diffus du vaste interne de la cuisse gauche. Pas de traumatisme antérieur. Douleurs très vives dues à la présence des phlébolithes. Récidive.

Femme, 26 ans, sans antécédents héréditaires ni personnels notables.

Dès l'âge de 17 ans, elle éprouve des douleurs sur le côté interne du genou gauche. Les douleurs, au début, surviennent pendant la marche, puis persistent en dehors. d'elle, finissent enfin par la gêner considérablement.

Deux ou trois ans après le début des douleurs, apparition, sur la face interne du genou gauche, d'une petite grosseur, très sensible à la pression, et qui, lorsqu'elle est heurtée, devient le siège d'une douleur très violente ; si bien qu'en 1898, la malade entre une première fois à la clinique de M. le prof. Jaboulay qui pense à un kyste synovial avec épaississement de là synoviale, et, se trouve en présence, à l'opération, d'un angiome siégeant dans l'épaisseur du muscle et renfermant un phlébolithe.

Deux ans après, apparaissent les mêmes douleurs qui augmentent, comme la première fois en intensité et en durée. En juin 1902, la malade entre, à nouveau, à la clinique du prof. Jaboulay.

La douleur rend la marche impossible, empêche l'extension complète de la jambe sur la cuisse et se trouve exacerbée par toutes les contractions du triceps crural.

On sent, immédiatement en dedans de la rotule, sur la face latérale du condyle interne du fémur, une légère voussure régulière, très douloureuse à la pression, partiellement réductible, donnant une sensation de molesse ana-

logue à celle que donne la palpation d'un poumon emphysémateux.

Etant donné les antécédents de la malade, le diagnostic
d'angiome est posé.

L'intervention montre qu'il s'agit d'une tumeur mal
limitée, infiltrant le tissu musculaire, tumeur qui est extirpée
aussi largement que possible. A la partie supérieure de la
tumeur, on trouve plusieurs phlébolithes, vrais grains
calcaires.

Après l'opération, les contractions du quatriceps fémoral
sont encore douloureuses, et la malade maintient sa
jambe en flexion légère sur la cuisse et marche sur la pointe
du pied gauche placé en équinisme.

OBSERVATION XI.

Hardouin. *Archives générales de médecine*, 1905.

ngiome diffus du vaste interne et du droit antérieur. Douleurs vives.
Processus endophlébitique révélé par l'examen histologique.

Homme, 23 ans. Pas de traumatisme antérieur.

Depuis plusieurs années, douleurs sur la face interne de
la cuisse, un peu au-dessus de la rotule, de plus en plus
vives, gênant de plus en plus la marche. Quelques temps
après, apparaît une tuméfaction qui augmente progressivement.

A l'examen, légère hydarthose du genou ; tumeur indé-
pendante de l'articulation, non fluctuante, mollasse, donnant
l'impression d'élasticité, mal limitée, immobilisée et un peu
plus saillante et plus ferme pendant les contractions musculaires.

Diagnostic hésitant.

Intervention. Angiome diffus saignant abondamment,
malgré l'application de la bande d'Esmarch, infiltrant les
tissus musculaires au point de nécessiter l'extirpation du

droit antérieur jusqu'au triangle de scarpa et du vaste interne jusqu'à la rencontre des vaisseaux fémoraux.

A l'examen macroscopique, tissu spongieux, rouge, vasculaire.

L'examen histologique montre un tissu angiomateux constitué par des cavités typiques, tapissées par un endothélium et dont un certain nombre renferment des noyaux d'endophlébite en voie d'organisation.

OBSERVATION XII.

Reclus et Magitot. *Revue de Chirurgie*, 1906.

Angiome caverneux diffus du grand dorsal. Pas de traumastisme antérieur. Evolution rapide. Extirpation. Examen histologique.

Jeune fille de 17 ans. Pas d'antécédents héréditaires ou personnels. Pas de traumatisme antérieur.

Depuis sept ou huit mois, la malade a remarqué une tuméfaction siégeant au niveau de l'angle inférieur de l'omoplate ; occasionnant, sans jamais provoquer de douleurs une gêne très vague dans les mouvements du bras et troublant l'esthétique de l'épaule.

L'examen montre une tuméfaction siégeant à l'extrémité inférieure de l'omoplate, recouverte par une peau absolument normale et qui occupe un espace d'environ dix centimètres de long sur sept ou huit de large. A la palpation, on sent une masse diffuse, sans limites précises, et qui devient un peu plus dure pendant les mouvements du bras en avant et en dedans.

On pense à un sarcome musculaire.

Opération : On trouve un muscle, le grand dorsal, violacé, fortement hyperhémié, qui semble malade dans son ensemble, et dont la partie hypertrophiée est largement excisée.

Examen macroscopique : Dégénérescence angiomateuse diffuse de tout le muscle.

Examen microscopique : Tissu angiomateux très abondant, constitué par des lacunes gorgées de sang, arrondies, ovalaires, irrégulières, allongées en forme de fentes s'insinuant dans le tissu conjonctif ambiant. Les parois sont constituées par un simple revêtement endothélial.

A l'intérieur des lacunes, on trouve tous les éléments du sang. La proportion des globules blancs, fortement augmentée en certains endroits, témoigne d'un ralentissement du cours du sang.

Autour des lacunes, tissu conjonctif de configuration variable : bandes minces, trainées larges, comblant les interstices lacunaires.

Les fibres musculaires striées sont relativement peu nombreuses, presque toujours séparées par du tissu conjonctif, présentant toutes, à un degré plus ou moins avancé, un stade de dégénérescence.

Au milieu des groupes lacunaires, on voit souvent une artériole aux parois plus ou moins épaissies, l'épaississement porte uniquement sur les tuniques moyenne et endothéliale, si bien que la lumière de ces vaisseaux est presque nulle ou a même entièrement disparu.

Les vaisseaux veineux sont infiniment rares.

Les capillaires ont disparu ; ils sont tous transformés en lacunes.

Dans le tissu conjonctif, plus ou moins éloignés des espaces lacunaires on voit des traînées de cellules embryonnaires et des amas de cellules lymphatiques rappelant les caractères des follicules clos ; on ne voit pas pourtant, à proprement parler, de centre germinatif de Flemming.

On voit du tissu réticulé jeune, constitué par des cellules allongées dont les prolongements semblent s'anastomoser.

En somme, néoformation vasculaire très active, portant sur tous les éléments du tissu et plus spécialement sur les capillaires et le tissu conjonctif.

(Il n'est pas fait mention de la présence de phébolithes dans la tumeur).

Observation XIII.

(Reclus et Magitot. *Revue de Chirurgie*, 1906.)

Angiome caverneux encapsulé des muscles épitrochléens chez une femme de 28 ans. Pas de traumatisme antérieur. Douleurs dues à des phlébolithes. Examen histologique. Formation des angiolithes.

Femme de 28 ans. Pas de traumatisme antérieur.

Trois ans auparavant, la malade voit survenir une petite grosseur très dure, à la région moyenne de l'avant-bras ; qui bientôt après son apparition, devient douloureuse au toucher. Six mois après, la douleur est spontanée, même lorsque le bras est au repos.

A l'examen, tumeur sous-aponévrotique, régulière, très résistante, qui fait saillie lors de l'extension de l'avant-bras. Pas d'expansion.

Opération : Tumeur de la grosseur d'un marron, sous-aponévrotique, située dans le groupe musculaire épitrocthléen, très vasculaire, saignant abondamment.

Examen macroscopique : Charpente fibreuse. Dilatations angiomateuses avec plusieurs angiolithes.

Examen microscopique (pratiqué par le prof. Cornil) : A la périphérie, tissus cellulo-adipeux, avec quelques fibres musculaires.

Au centre, lacunes caverneuses, à parois très épaisses, entourées d'un tissu conjonctif, dures et tapissées à l'intérieur d'un endothélium. Dans ces lacunes, angiolithes parfois de la grosseur d'un grain de mil (fibrine infiltrée de sels calcaires) ; tantôt adhérents à la paroi dans toute leur étendue ; tantôt séparés de la paroi par une fente où le sang circule ; tantôt isolés « en grelots ».

La structure de ces angiolithes est constituée par une couche périphérique de cellules endothéliales regardant l'endothélium vasculaire pariétal ; au-dessous, zone sombre, contenant de nombreux noyaux, restes de cellules endothéliales anciennes. Plus on se rapporche du centre, plus les noyaux disparaissent, en sorte que la coupe d'un angiolithe ressemble à la coupe d'un tronc d'arbre et les raies concentriques les plus externes en sont les plus récentes.

Dans ces cas, il se forme une desquamation de l'épithélium dont les cellules viennent se fixer sur la fibrine. Leur formation est la suivante : Ralentissement du sang ; dépôt de fibrine ; sur le caillot fibrineux viennent se fixer des cellules provenant de la desquamation de l'épithélium pariétal ; une deuxième desquamation se produit, et ainsi de suite.

Quelques artères ont des parois très hypertrophiées qui semblent avoir été le siège d'une inflammation chronique. Pas de capillaires. Tous semblent avoir subi la dégénérescence angiomateuse. Au voisinage des artérioles, quelques groupes en traînées de cellules lymphatiques. Les fibres musculaires sont rejetées périphériquement par groupes, comprimées, ayant subi une forte dégénérescence hyaline.

OBSERVATION XIV.

(Tédenat et Fuster. *Province Médicale*, 1907).

Angiome diffus du deltoïde droit. Pas de traumatisme antérieur. Tumeur indolore, à l'état grenu, pseudofluctuante. Diagnostic. Examen histologique.

G Paul, 20 ans, sans antécédents héréditaires ni personnels.

Depuis quatre ou cinq mois, sans traumatisme antérieur, apparaît sur l'épaule droite une tumeur qui grossit rapidement sans provoquer de douleurs.

A l'examen, au niveau de l'épaule droite, près du bord postérieur du deltoïde, à trois doigts de son insertion humérale, on voit, recouverte par une peau normale, une tumeur peu saillante, dont le grand axe est parallèle aux fibres musculaires.

A la palpation, la tumeur est irréductible, mais vaguement fluctuante, légèrement grenue ; elle se durcit pendant les contractions musculaires.

En raison de l'état grenu et de la pseudofluctution, M. le prof. Tédenat porte le diagnostic d'angiome.

Opération : Masse spongieuse, diffuse, s'infiltrant entre les fibres musculaires, saignant abondamment. Suites normales, Guérison parfaite.

Examen histologique (pratiqué par M. le prof. Bosc) :

Néoformations vasculaires, flexueuses, en cæcum, endothélium lamelleux, semblant naître aux dépens des vaisseaux interfasciculaires. Entre les espaces vasculaires, tissu conjonctif assez ferme, au milieu duquel on trouve des fibres musculaires atrophiées avec prolifération des noyaux.

A l'intérieur des lacunes, sang épanché avec un grand nombre de globules blancs.

La masse ne présente pas de capsule ; elle s'étend d'une façon diffuse.

(On ne signale pas à son intérieur la présence d'angiolithes).

OBSERVATION XV.

(Tédenat et Fuster. *Province Médicale*, 1907).

Angiome caverneux du biceps brachial gauche. Traumatisme antérieur. Douleurs irradiées dans les branches terminales du médian. Opération : ligature de deux rameaux artériels se rendant à la tumeur. Excision partielle de la tumeur sur laquelle on pratique trois ligatures, transversales, massives, étagées ; ignipuncture entre les ligatures. Guérison per primam persistant cinq ans après. Examen histologique.

J. M., 25 ans, terrassier.

A la suite d'une violente contusion suivie d'échymose, survient dix ans auparavant, sur la partie moyenne du bras gauche, une petite tumeur du volume d'une amande.

. Longtemps stationnaire et indolore, la tumeur, depuis six mois, grossit beaucoup et provoque des douleurs. Ces douleurs sont surtout provoquées par les mouvements de flexion de l'avant-bras ; elles sont moins vives au niveau de la tumeur qu'à la paume de la main et à l'extrémité des doigts index et médius. Le malade dit être moins fort de cette main que de l'autre.

A l'examen, tumeur en fuseau, de 10 centimètres de longueur, 6 environ de large, à la face interne du triceps, sans limites précises ; elle est ferme dans son ensemble, avec quelques points molasses et dépressibles. Pendant les contractions du triceps, elle se durcit, devient légèrement bombée et provoque les douleurs irradiées à la paume de la main, à l'index et au médius.

Diagnostic imprécis. Nodule de myosite ossifiante (?).

Opération : Tumeur dans laquelle pénètrent deux artères flexueuses; le nerf médian est un peu aplati. La tumeur saigne abondamment. Ligature des deux artères, ce qui amène la diminution de la tumeur sur laquelle on fait trois ligatures massives, transversales, étagées de haut en bas, au catgut. Entre les ligatures dix pointes de feu profondes avec la fine pointe du thermocautère. (La tumeur n'est que partiellement excisée ; l'ablation complète aurait entraîné celle de presque tout le biceps). Pansement compressif. Immobilisation dans une attelle coudée. Pas de suites opératoires. Le malade est guéri. Cinq ans apràs il n'a pas vu réapparaître la tumeur; pendant les contractions du biceps, on voit deux centres de contraction séparés par une dépression.

Examen microscopique (fait au laboratoire du prof. Kiener): Angiome caverneux à grandes lacunes, tapissées par un endothélium, qui, en certains endroits, est disposé en deux ou trois couches de cellules lamelleuses. Les lacunes sont limitées par des tractus conjonctifs où abondent les éléments jeunes et où les leucocytes forment des amas, surtout autour de nombreux vaisseaux à parois très épaisses. Les fibres musculaires ont subi la dégénérescence hyaline. En somme, partout, grande activité cellulo-formative.

Observation XVI.

(Tédenat et Fuster. *Province Médicale*, 1907).

Angiome partiellement circonscrit de la partie antérieure du droit antérieur de la cuisse. Traumatisme antérieur. Tumeur longtemps stationnaire grossissant rapidement sans douleurs ni géne fonctionnelle. Extirpation. Guérison persistant dix ans après l'intervention.

Etienne R., 24 ans, sans antécédents héréditaires ni personnels ; a toujours joui d'une excellente santé.

Après une contusion violente produite par le mancheron d'une charrue, a vu, depuis six ans, se developper, sur la face antérieure de la cuisse droite, une tumeur, qui, depuis six mois, grossit rapidement, sans avoir toutefois jamais provoqué de douleurs.

A l'examen, masse du volume d'un gros œuf de poule, suivant le grand axe du membre, ayant une surface à gros grains, sous laquelle on sent une masse lisse et plus ferme, mobile dans le sens transversal, elle est fixe pendant la contraction des muscles fléchisseurs de la cuisse.

On pense à un lipome adhérent à l'aponévrose.

Opération : Masse sous-aponévrotique, adhérente à l'aponévrose, grenue, blanc jaunâtre ou rouge sombre suivant les endroits, entourée d'une capsule à peu près continue (ce qui rend l'extirpation assez facile), sauf en quelques points où la tumeur forme des prolongements qui s'enfoncent profondément entre les fibres musculaires.

Le suintement sanguin est peu abondant mais tenace. Pas de suites opératoires. Guérison parfaite persistant dix ans après l'intervention.

Examen macroscopique (l'examen histologique n'a pas été fait : Angiome à petites alvéoles séparées par des tractus fibreux. La partie superficielle qui forme la capsule à l'aspect d'un lipome capsulaire à grains durs, du volume d'un grain de maïs. Beaucoup de ces grains lipomateux sont envahis par des vaisseaux dilatés.

Observation XVII.

(Cas présenté au nom de M. le Dr Blanc, par M. Péju, interne des hôpitaux, à la séance de la Société des Sciences médicales de Saint-Etienne du 15 mai 1907. *Loire Médicale*, 15 juin 1907).

Angiome congénital du muscle jumeau externe. Douleurs vives. Quatre récidives successives aux dépens du même muscle. La tumeur est chaque fois constituée par un angiome dans lequel est inclus un filet nerveux, ce qui provoque les douleurs. A chaque récidive, la tumeur tend à devenir de plus en plus diffuse. Pronostic réservé. Examen histologique.

G. Elise, 23 ans, sans antécédents héréditaires.

Personnellement, syphilis récente, stigmates variés d'hystérie.

Dès la naissance, la malade était porteur, à la face postérieure de la jambe droite (tiers supérieur externe), d'une petite tuméfaction saillante n'entraînant ni douleurs ni troubles fonctionnels.

A 19 ans, sans cause apparente, brusquement, la tuméfaction devient le siège de douleurs d'abord locales et provoquées par la pression, puis spontanées et irradiées dans toute la région sous-jacente du membre.

C'est alors que, bientôt après l'apparition des douleurs, en juin 1903, elle entre dans le service de M. le Dr Blanc qui extirpe une masse du volume d'une mandarine, faisant corps avec le muscle jumeau externe, ne renfermant pas de grains calcaires, mais dans laquelle on voit nettement inclus un filet nerveux. Les douleurs disparaissent immédiatement.

Quelques jours après (décembre 1903), réapparition des phénomènes douloureux dans la gouttière rétro-malléolaire externe. Nouvelle intervention.

En août 1905, récidive en un point voisin du précédent (gouttière rétro-malléolaire externe). Troisième intervention.

En mai 1906, troisième récidive à la partie inférieure du creux poplité. Quatrième intervention.

Tandis que la première tumeur, qui offrait le volume d'une mandarine, était nettement limitée, encapsulée par du tissu conjonctif, les tumeurs récidivantes sont moins saillantes à l'extérieur, mais plus diffuses, s'infiltrant davantage dans la face profonde du muscle, tandis qu'à la périphérie elles restent isolées des téguments par un tissu fibreux résistant ; en sorte que, chaque fois, on doit faire une extirpation de plus en plus large.

Chaque fois, la tumeur est constituée par un tissu d'apparence spongieuse, rougeâtre, très vasculaire, né à la partie externe du muscle avec lequel il se continue insensiblement dans la profondeur, tandis qu'il est séparé des téguments, comme il a déjà été dit par du tissu conjonctif épais.

Chaque fois, on ne constate pas de grains calcaires, mais on remarque, à l'intérieur de la tumeur, la présence d'un rameau nerveux qui y est inclus, fait qui a vivement frappé l'opérateur, M. le Dr Blanc.

En février 1907, cinquième répétition des phénomènes douloureux. Aucune tumeur apparente. La douleur constitue le symptôme unique. Cette douleur a son maximum au tiers supérieur externe de la jambe droite, au voisinage de l'incision de la première opération ; elle s'irradie à tout le domaine du sciatique poplité externe. Elle est exagérée par la pression et par la marche ; elle est légèrement calmée par le repos au lit.

A l'examen, pas de troubles moteurs sensitifs ou trophiques.

Au niveau du point qui est le siège maximum de la douleur, on trouve, à l'intervention, une tumeur constituée par du tissu rougeâtre, très vasculaire, entourée d'une gangue de tissu fibreux à l'extérieur, tandis qu'elle envoie profondément des prolongements dans le muscle, et dans laquelle se trouve inclus un rameau nerveux, tout comme les fois précédentes. Après l'excision de la tumeur, les douleurs cessent et la malade sort guérie.

L'examen histologique, pratiqué par M. Péju, interne des hôpitaux, montre de grands espaces lacunaires gorgés de

sang entourés d'un tissu conjonctif dense, de plus en plus
homogène à mesure qu'on se rapproche de la périphérie. Il
existe encore à son intérieur des fibres musculaires de plus
en plus nombreuses à mesure qu'on se rapproche du point
où la tumeur allait se confondre avec les muscles et qui sont
dégénérées par endroits. Quant au rameau nerveux inclus,
il est comprimé et l'on voit, à son intérieur des points de
sclérose interstitielle et périnévritique.

En somme, une tuméfaction qui, depuis la naissance, siège
à la face postéro-externe de la jambe (tiers supérieur),
devient subitement douloureuse.

Dans la suite, naissance de quatre tumeurs successives
apparaissant en un point voisin de la tumeur initiale (5e intervention) ; à la partie inférieure du creux poplité (4e intervention) ; derrière la gouttière rétro-malléolaire externe (2e et
3e interventions).

Chaque fois ces tumeurs sont développées aux dépens du
muscle jumeau externe ; elles sont plus ou moins encapsulées, séparées des téguments par un tissu conjonctif assez
épais ; mais, dans la profondeur, elles sont de plus en plus diffuses, infiltrant le muscle de plus en plus, et obligeant chaque
fois le chirurgien à faire des interventions de plus en plus
larges, offrant ainsi, de par leur récidive et leur caractère
anatomique, une certaine malignité.

La douleur, coïncidant avec l'inclusion d'un filet nerveux
étranglé par le tissu conjonctif, est due certainement à la
compression d'un filet nerveux émané du sciatique poplité
externe.

Sans doute il n'a été fait qu'une seule fois un examen histologique, mais les caractères macroscopiques sont toujours
les mêmes ; les tumeurs ne diffèrent que par leur infiltration de plus eu plus grande du tissu musculaire à mesure
qu'elles récidivent. Il s'agit donc incontestablement d'un
angiome caverneux récidivant du muscle jumeau externe,
dont le principal signe est la douleur, douleur due toujours à
l'inclusion d'un filet nerveux. La douleur est tantôt locale et
provoquée par la pression, tantôt irradiée et provoquée par la
marche, c'est-à-dire par les contractions musculaires ; enfin

elle finit par s'irradier à tout sciatique poplité externe, suivant l'intensité de la compression nerveuse.

Les récidives successives de cet angiome constituent également une particularité intéressante, à chaque récidive la tumeur présente une diffusion plus grande, un caractère de malignité plus accentué.

Aussi le pronostic doit-il être réservé. En effet, Riethus rapporte le cas d'un angiome qui, ayant débuté par les fléchisseurs propres du gros orteil, envahit, en deux ans, le tibial postérieur et les fléchisseurs communs des orteils et nécessite l'amputation de la jambe. Fülkroger, se trouvant en présence, chez un jeune homme de 23 ans, d'un angiome congénital qui prit brusquement un développement rapide et envahit les divers muscles de la face plantaire, dut pratiquer l'opération de Pirogoff (1).

En somme : les caractères anatomiques de la tumeur ; inclusion d'un filet nerveux ; son évolution : quatre récidives successives, avec, chaque fois, un caractère de diffusion plus marqué, d'où la réserve du pronostic, voilà autant de points qui font l'intérêt de cette observation et que nous avons tenu à mettre en lumière.

OBSERVATION XVIII.

(Cas présenté au nom de MM. les Drs Layral et Viannay, par M. Wies, interne des hôpitaux, aux séances de la Société des Sciences médicales de Saint-Etienne des 19 février et 19 avril 1908. *Loire Médicale*, 15 mars et 16 mai 1908).

Angiome caverneux diffus du muscle vaste interne thrombosé pendant la convalescence d'une fièvre typhoïde. Examen histologique.

Jeune homme de 20 ans, sans antécédents héréditaires ni personnels notables, soigné dans le service de M. le Dr Layral pour une dothiénentérie.

---

(1) Tédenat et Fuster. *Province Médicale*, 1907.

A son entrée, on constate, sur la face antérieure du genou droit, une tuméfaction allongée dans le sens du membre débordant la rotule en haut, en bas et en dedans ; de consistance uniformemént unie et lisse, sans nodosités, absolument indolore, non érectile, irréductible.

Pas de dilatation variqueuse du genou.

La marche a toujours été possible ; la tumeur n'a jamais provoqué ni de douleur ni de gêne fonctionnelle.

On pense à un lipome.

Le malade a était apyrétique depuis trois semaines, quand brusquement, la tumeur devient douloureuse. Celle-ci n'a pas augmenté de volume ; mais, on voit, sous la peau, se dessiner quelques dilatations variqueuses, et, d'elles, se détacher une veine dilatée et flexueuse que l'on suit jusqu'au tiers inférieur de la cuisse ; toutefois, aucun de ces vaisseaux dilatés présente de signe de phlébite.

La palpation de la tumeur est douloureuse ; la consistance est plus ferme qu'à l'entrée. On sent, à l'intérieur, de petites masses arrondies, dures et douloureuses dont la plus volumineuse à la fois et la plus douloureuse est située immédiatement au-dessus du niveau de la rotule, sur la face interne du genou, où elle fait nettement corps avec le muscle vaste interne.

Il n'y a ni expansion, ni battements, ni souffle.

On pense alors à un angiome devenu phlébitique à la suite de la fièvre typhoïde et le malade est envoyé dans le service de M. le Dr Viannay.

Opération : Tumeur angiomateuse, saignant très abondamment, infiltrant tous les éléments anatomiques de la région.

Dans le tissu cellulaire sous-cutané, à la face profonde du derme, nombreux lacis veineux analogues à des paquets variqueux.

On doit entamer le tendon rotulien ; raser de près la face antérieure de la rotule en emportant son périoste ; dénuder, sur une grande étendue, la synoviale du genou dont le grand cul-de-sac est ouvert en un point et suturé immédiatement au catgut ; mais on doit tailler surtout au niveau de la partie inférieure du vaste interne qui est infiltré par plus de la moitié de la masse.

Le tissu angiomateux est extirpé aussi complètement que possible. La vaste brèche pratiquée à l'intérieur du muscle est suturée par une suture en bourse. Suture de la peau. Drainage. Pas de suite opératoire. Le malade, 28 jours après l'intervention, sort complètement guéri. Aucun phénomène douloureux ne persiste et tous les mouvements du genou sont intacts.

Macroscopiquement, la tumeur se présente, comme un tisssu spongieux renfermant de nombreuses cavités dont plusieurs sont thrombosées. Les points thrombosés sont multiples ; le plus volumineux à la face interne du genou, précisément au point où la douleur à la pression était la plus vive.

En sorte que cette tumeur est regardée comme un angiome caverneux diffus, développé aux dépens du muscle vaste interne — puisque la presque totalité de la tumeur infiltre ce muscle, — au voisinage du grand cul-de-sac de la synoviale du genou ; l'angiome est resté indolore jusqu'au jour, où dans la convalescence d'une fièvre typhoïde, il a été thrombosé en plusieurs points.

C'est d'ailleurs ce que confirme l'examen microscopique, partiqué par M. Péju, interne des hôpitaux.

Les coupes montrent la section perpendiculaire d'un muscle strié. Dans son intérieur, et dissociant les fibres, se voient çà et là, des espaces vasculaires dilatés, d'aspect variable ; les plus nombreux représentent le type d'un angiome caverneux. Les autres, plus étendus, vrais lacs sanguins, renferment des caillots en voie d'organisation. En somme processus angiomateux dans un muscle, avec, par endroits, traces de lésions infectieuses limitées, que traduit la formation de caillots à l'intérieur de ces dilatations vasculaires.

A la fin de cette observation, nous insisterons sur les points suivants.

Il s'agit d'un angiome caverneux diffus, ne se révélant que par son volume.

La douleur brusque est due à des thromboses ; le point le plus thrombosé est le plus douloureux ; cette douleur est vive surtout à la pression.

Pendant l'intervention, hémorragie abondante. Ouverture du grand cul-de-sac de la synoviale, rendue nécessaire par les rapports anatomiques de la tumeur.

CHAPITRE IV

ÉTIOLOGIE

Les angiomes musculaires dont nous venons d'étudier la structure et dont on vient de lire quelques observations, sont loin d'être exceptionnels. Rigaud, dans sa thèse (1904) ne connaît que 32 cas d'angiomes musculaires publiés jusqu'à lui; mais, depuis, les observations se sont multipliées. Il faut, actuellement tripler ce chiffre; et, récemment, M. le professeur Tédenat n'hésitait pas à déclarer qu'en réalité les angiomes sont les tumeurs les plus fréquentes des muscles.

On les rencontre de préférence dans *l'adolescence*

et l'âge adulte. Aussi, dans les 18 observations que nous rapportons

2 fois la tumeur est congénitale (obs. 1 et 6).
12 fois elle a fait son apparition entre 10 et 20 ans.
3 fois elle a fait son apparition entre 20 et 30 ans.
1 fois elle a fait son apparition après 40 ans.

Le malade de l'observation 17 était porteur, dès la naissance, à la partie postéro-externe de la jambe, d'une petite tuméfaction absolument indolore à son origine. Peut-être peut-on placer à côté d'elle la petite malade de Liston où les premiers symptômes apparurent la première année.

Dans les autres cas, on ne peut connaître que l'époque à laquelle la tumeur s'est manifestée, sans spécifier, bien entendu, si cette époque correspond ou non au début de la tumeur. Il est certain que, bien souvent, il est impossible de préciser ce début. Quand l'angiome se révèle par des symptômes fonctionnels, des douleurs, voire même par l'apparition d'une tumeur sous le tégument, il peut exister déjà depuis longtemps.

Dans certains cas, cependant, on peut apprécier assez approximativement la date du début de l'angiome ; lorsqu'on se trouve en présence d'une tumeur qui évolue rapidement.

Les sujets des observations 12 et 14, respectivement âgés de 17 et de 20 ans, voient se développer une tumeur diffuse qui évolue rapidement, alors que rien auparavant n'avait frappé leur attention ou celle de leur entourage.

En somme, à part les cas rares où la tumeur est manifestement congénitale (obs. 1 et 6) c'est pendant les 30 premières années de la vie, principalement entre 5 et 30 ans, que les angiomes se manifestent par des symptômes fonctionnels ou physiques.

Cependant nous rapportons le cas d'une femme, déjà citée dans la thèse de Rigaud, porteur d'un angiome circonscrit de la langue, qui ne se manifesta qu'à l'âge de 44 ans (le siège de la tumeur était pourtant bien fait pour attirer l'attention d'une femme !) C'est, parmi tous les cas reproduits jusqu'ici, le seul exemple d'angiome qui se soit développé tardivement (obs. 5).

Le sexe ne-parait pas avoir une influence bien marquée. Tandis que nous rencontrons, sur 18 observations, une proportion de 11 femmes, Rigaud, dans sa thèse, en 1902, trouvait une prédominence de l'élément masculin.

Quant au *traumatisme*, nous rappelons que Cornil et Ranvier lui attribuent une importance réelle dans la production des angiomes. Nous publions trois observations où il semble avoir joué un rôle indéniable (obs. 8, 15 et 16). On peut se demander, à ce sujet, combien de temps après le traumatisme apparaît la tumeur. Parmi les trois cas que nous signalons, deux fois ce détail n'a pas été mentionné. Dans l'observation de Tixier et Corneloup (obs. 8) il s'est écoulé un intervalle de trois ans entre le traumatisme et l'apparition de l'angiome. Quoiqu'il en soit, nous ne croyons pas qu'il faille exagérer l'importance du traumatisme dans l'apparition des angiomes musculaires. Nous ne l'avons trouvé mentionné que 3 fois dans 18 observations parmi lesquelles se trouvent 11 femmes dont aucune ne présente cette étiologie.

Ces tumeurs intéressent *surtout les muscles des membres.* Les cas que nous rapportons intéressent

1 fois les muscles de la langue.
1 fois le grand dorsal.
1 fois le deltoïde.
1 fois le biceps brachial.
1 fois les muscles épitrochléens.
1 fois les fléchisseurs superficiels des doigts.
1 fois le long supinateur.
1 fois le triceps crural (sans spécifier).
1 fois le droit antérieur, le vaste interne et le vaste externe.
1 fois le droit antérieur et le vaste interne.
1 fois le droit antérieur de la cuisse.
4 fois le vaste interne de la cuisse.
2 fois les muscles du mollet (sans spécifier).
1 fois le jumeau externe.

On remarquera la fréquence des angiomes du quadriceps fémoral. Nous en rapportons 8 observations ; il est surtout intéressé à sa partie inférieure, au voisinage du genou. Ce sont ces derniers cas qui peuvent en imposer pour une lésion articulaire, un point d'ostéite, etc. (1).

En somme, il résulte de ces diverses considéra-

---

(1) Voir Gangolphe et Gabourd : Les Angiomes profonds juxta articulaires du genou et leur diagnostic. — *Gaz. Hòp.*, 4 mai 1907, n° 52.

tions que l'angiome primitif des muscles striés *inté-*
resse le plus souvent les muscles des membres et se
manifeste généralement, lorsqu'il n'est pas congénital
dans les trente premières années de la vie, à la suite
d'un traumatisme ou sans cause apparente.

CHAPITRE V

ÉTUDE CLINIQUE

Symptômes. — Variétés cliniques. — Evolution. — Complications.

La symptomatologie des angiomes musculaires est tout à fait différente de celle des angiomes cutanés.

On sait que les signes des angiomes superficiels dont le type est institué par des tumeurs congénitales qui se développent sur le trajet des fentes branchiales, se résument dans la triade symptomatique suivante : tumeur, ordinairement congénitale; teinte plus ou moins violacée de la peau à son niveau; réductibilité de la tumeur à la palpation.

Rien de semblable dans les angiomes musculaires. Leur situation profonde; certains de leurs caractères anatomo-pathologiques, et en particulier leur encapsulisation, sont autant de causes qui concourent à enlever à ces formations les caractères cliniques des angiomes tégumentaires. Jamais, à leur niveau, la peau n'offre cette teinte violacée qui suffit à elle seule à révéler la nature de la formation sous jacente; leur réductibilité est toujours imparfaite, souvent absente, et, bien des fois, dissimulés dans les couches profondes, les angiomes musculaires provoquent des douleurs sans se manifester extérieurement par des signes physiques.

On comprend, dès lors, qu'il est absolument impossible de tracer des angiomes musculaires primitifs une description clinique d'ensemble. C'est pourquoi nous préférons faire d'abord une étude analytique des divers symptômes par lesquels ils peuvent se manifester; tâchant ensuite de grouper, aussi exactement que possible les divers symptômes suivant certaines formes cliniques qui nous ont paru assez nettement tranchées.

§ I. *Etude analytique des symptômes.*

Trois faits résument la symptomatologie des angiomes musculaires primitifs : impotence fonctionnelle, douleur, tumeur.

A) *Impotence fonctionnelle.* — Certains angiomes qui n'occasionnent pas de douleurs à proprement parler, peuvent néanmoins entraîner une véritable gêne fonctionnelle.

Témoin, la petite malade de l'obs. 12, porteur d'un angiome diffus du grand dorsal, rapidement développé, et qui éprouve une gêne, vague d'ailleurs, dans les mouvements du membre correspondant.

Témoin, encore, le malade de l'obs. 8, porteur d'un angiome diffus du quadriceps fémoral ; la marche forcée est pénible, et le membre inférieur correspondant se fatigue plus vite que l'autre.

Cette simple gêne fonctionnelle est occasionnée par des *angiomes diffus*, ayant un *volume suffisant* pour entraîner une véritable méiopragie fonctionnelle du muscle au sein duquel ils se sont développés. On peut voir, en comparant les deux observations, que la gêne fonctionnelle est moins accentuée au membre supérieur qu'au membre inférieur. Ce double fait n'a rien qui doive nous surprendre. L'angiome entraîne avec lui une *atrophie des fibres musculaires*, atrophie qui explique la prompte fatigue du muscle ; on conçoit aussi que les membres inférieurs étant plus exposés à la fatigue, les effets de l'atrophie musculaire s'y fassent davantage sentir.

D'autres fois, l'impotence fonctionnelle, au lieu d'être due simplement au volume de la tumeur au sein d'un muscle dont elle gêne le fonctionnement, par suite de l'atrophie réelle qu'elle lui fait subir, est facteur d'une *compression nerveuse*. Dans ce cas, elle s'accompagne toujours de douleurs et fait en réalité partie d'un syndrome névritique. C'est alors qu'on voit les mouvements musculaires ne s'accomplir qu'au prix de grands efforts, devenir même impossibles ; des attitudes vicieuses peuvent s'en suivre et persister après l'ablation de la tumeur (obs. 4 et 10).

Un tout petit angiome de la langue, opéré par Schwartz (obs. 5) et qui s'accompagne de douleurs, est suffisant pour gêner la parole et la mastication.

Au niveau du membre supérieur, uous voyons les mêmes symptômes apparaître. Le malade de Demarquay, porteur d'un angiome du long supinateur, qui comprime le radial, ne peut soulever un poids un peu lourd (obs. 2). Celle de Tillaux (tumeur du fléchisseur de l'avant bras) ne peut ni coudre ni écrire (obs. 3).

Au niveau des membres inférieurs, plus exposés à la fatigue, les phénomènes sont encore plus accentués. Tandis que la gêne fonctionnelle due au simple volume de la tumeur n'empêche pas la marche (obs. 8), la gêne due à la compression nerveuse rend celle-ci de plus en plus difficile, voire même impossible, témoin la malade du Dr Blanc (obs. 17), porteur d'un angiome récidivant comprimant, à chaque récidive, une fibre nerveuse émanée du sciatique poplité externe.

C'est ici qu'on voit cette gêne fonctionnelle persister, même après l'ablation de la tumeur ; Le Dentu opère une fillette de 9 ans dont le nerf tibial postérieur est comprimé par un angiome musculaire et qui éprouva, après deux ans, une gêne de la marche avec équinisme du pied ; après l'intervention, il persiste encore un peu de contracture du genou (obs. 4). De même une malade de Jaboulay (obs. 10) porteur d'un angiome de la partie inférieure du quatriceps fémoral, éprouve une gêne considérable de la marche. Après une seconde opération — car la tumeur avait récidivé — la contracture du genou persiste, entraînant une flexion de la cuisse sur le tronc, en sorte que le malade marche sur la partie antérieure du pied placé en équinisme.

On conçoit aisément que cette gêne fonctionnelle est *proportionnelle à l'intensité des lésions nerveuses et qu'elle peut persister, même après l'ablation de la tumeur,* si celle-ci a entraîné des lésions anatomiques du tissu nerveux.

En somme, l'impotence fonctionnelle occasionnée par l'angiome peut être due, soit au simple volume de la tumeur amenant une atrophie des fibres musculaires dans tout le territoire qu'elle occupe, et dans ce cas, elle est toujours légère, soit à des phénomènes de compression nerveuse et son intensité est proportionnelle à la lésion nerveuse correspondante.

Dans l'un comme dans l'autre cas, elle est plus accusée aux membres inférieurs, plus exposés à la fatigue que les membres supérieurs.

B) *Douleurs.* — La douleur peut faire défaut dans les angiomes musculaires; il s'agit alors d'angiomes diffus, de formation récente, n'occasionnant aucun trouble de compression et qui ne sont pas suffisamment anciens pour que des productions phlébitiques aient eu le temps de se former (obs. 8, 12, 14 et 15).

Ces cas sont toutefois exceptionnels et l'on peut dire que la douleur est la manifestation de la plus commune de l'angiome musculaire.

Elle peut constituer le premier symptôme de l'af-fection. C'est ce que l'on voit surtout au niveau des membres inférieurs ; ainsi un angiome du quadriceps peut ne se manifester, au début, que par des douleurs, à l'occasion de la marche (obs. 10). La douleur constitue ainsi, pendant un temps variable, le seul symptôme de l'affection. La tumeur n'apparaît que quelques mois, voir même plusieurs années après. La malade de Jaboulay souffrait déjà depuis trois ans quand la tumeur commença à apparaître à l'extérieur.

Parfois, au contraire, *l'apparition de la douleur est secondaire* à celle de la tumeur : 6 mois (obs. 5), 9 ans (obs. 1 et 2), 19 ans (obs. 17) après. Générale-ment, cette apparition plus ou moins brusque d'une douleur au sein d'une tumeur préexistante coincide avec une augmentation de volume de celle-ci.

Qu'elle soit primitive ou secondaire cette douleur peut se montrer soit à la pression, soit à l'occasion des contractions musculaires, soit en dehors de toute pression extérieure ou de toute contraction musculaire.

La douleur à la pression existe presque toujours dans l'angiome musculaire ; elle en est un des meil-leurs signes ; un de ceux qui sont les plus constants et sur lequel le docteur Viannay, dans les obser-vations qu'il a publiées, attire spécialement l'attention. Presque toutes, qu'elles soient encapsulées ou diffuses, sont douloureuses à la palpation. Or, c'est là un fait très important ; cette douleur à la palpation *est due à la présence d'angiolithes* au sein de l'angiome. Tout angiome douloureux à la palpation, qui ne s'accompagne, au contraire, que de douleurs vagues, pendant les contractions musculaires, renferme certainement des angiolithes. Ce sont les formations phlébitiques ou les concrétions calcaires qui causent, dans l'angiome musculaire, la douleur à la palpation (obs. 3, 7, 9, 10, 11, 13 et 18).

Si au lieu d'une palpation simple, c'est un choc extérieur, un heurt, le frottement des genoux pendant la marche, par exemple, qui se produit, la douleur peut être alors très vive et rappeler la douleur syncopale des corps étrangers articulaires du genou ; cette douleur vive a été occasionnée par des grains calcaires situés à l'intérieur de la tumeur. (Cas de Kirmisson, obs. 9 ; cas de Jaboulay et Viannay, obs. 10), dans laquelle ils se comportent comme de véritables corps étrangers (Ch. Viannay).

Ceci est tellement vrai, que, dans une tumeur volumineuse ou se trouvent des phlébolithes, les points douloureux à la palpation correspondent aux cavités angiomateuses qui renferment les phlébo-lithes (obs. 18).

Il ne faudrait pas croire toutefois qu'un angiome qui renferme des phlébolhites ne soit douloureux qu'à la palpation ; il peut l'être pendant les contractions musculaires, en dehors même de toute contraction, les muscles étant au repos (obs. 13), suivant l'inten-sité des processus phlébitiques ; mais alors, il est à remarquer que le maximum de la douleur se trouve toujours au niveau de l'angiolithe.

Ces particularités ne doivent pas nous faire oublier que la douleur qui accompagne les contractions musculaires ou qui est spontanée est plutôt l'apanage des *compressions nerveuses*. C'est alors qu'on voit l'angiome, qui au début, est seulement douloureux pendant une marche ou à l'occasion des mouvements des bras, devenir peu à peu le siège de douleurs spontanées : Ces douleurs au lieu de se limiter au siège de la tumeur, *s'irradient* plus ou moins loin dans le territoire du nerf lésé ; elles peuvent être plus intenses au niveau des extrémités nerveuses qu'au niveau de la tumeur elle-même (obs. 3), en sorte que ces douleurs offrent tous les caractères des douleurs névritiques.

Ces douleurs névritiques peuvent-être dues, comme nous l'avons déjà vu dans un chapitre précédent, soit à la compression simple d'un tronc nerveux (médian, radial, etc.) soit à l'inclusion d'un filet nerveux par le tissu conjonctif de la tumeur ; on a même signalé des cas où le nerf prenait part au processus angiomateux. Quoi qu'il en soit, il existe toujours une lésion nerveuse, plus ou moins intense suivant les cas ; parfois suffisamment intense pour persister après l'ablation de la tumeur (obs. 4 et 10).

En somme, les douleurs, au sein d'un angiome musculaire, sont dues, soit à des phlébolithes, soit à une compression nerveuse ; dues à des phlébolithes, elles ont comme caractère essentiel d'être surtout provoquées par la pression qui réveille la douleur maxima au siège même du phlébolithe. Au contraire, les douleurs névritiques, si elles peuvent être locales au début, tendent à s'irradier de plus en plus suivant le territoire du nerf intéressé ; elles arrivent même parfois à être plus intenses au niveau des extrémités nerveuses qu'au sein de la tumeur compressive, tant sous l'influence des pressions extérieures que des contractions musculaires (obs. 3).

Il est rare d'ailleurs que les douleurs occasionnées par la compression nerveuse ne soient pas accompagnées d'un ensemble de symptômes qu'on peut appeler un syndrome névritique. Celui-ci, en réalité n'est jamais au complet. On ne note pas d'atrophies musculaires ; mais souvent les malades éprouvent des fourmillements, des sensations de pesanteur, de chaleur très pénible, au niveau d'un membre, des sueurs profuses, dans tout le territoire du nerf atteint, quand ces phénomènes sont constatés il s'agit évidemment d'une compression nerveuse.

Tels sont les caractères de la douleur que peut provoquer l'angiome musculaire.

c) Tumeur. — Indépendemment des symptômes fonctionnels que nous venons de passer en revue et qui sont les seuls que l'on rencontre dans l'angiome musculaire, celui-ci se révèle encore par la présence d'une tumeur dont nous allons étudier maintenant les caractères physiques.

Tout d'abord, on n'a jamais signalé dans les angiomes ni le thrill, ni le souffle, ni l'expansion vraie que l'on rencontre dans les tumeurs anévrysmales, Liston n'a *pas rencontré* au niveau d'une tumeur du jarret *d'augmentation de la température locale.* Toutefois, dans les diverses observations que nous avons parcourues cette particularité n'est pas mentionnée dans la suite. Il est évident que s'il en était toujours ainsi, l'absence dn signe d'Estlander serait parfois d'un précieux secours.

La peau, au niveau de la tumeur, n'est jamais violacée comme dans l'angiome superficiel ; caractère qui tient évidemment à la situation profonde de l'angiome musculaire ; ce caractère peut se rencontrer cependant du niveau d'une muqueuse : comme dans le cas de l'observation 5, où un petit angiome muscu·laire de la langue est recouvert par muqueuse violacée, ce qui permet d'ailleurs de faire le diagnostic. Mais, les téguments externes, dans toutes les observations que nous avons parcourues, ont gardé leur teinte normale. On a simplement parfois rencontré, au niveau de ces tumeurs des veinules variqueuses plus ou moins bleuâtres. Chez le malade de Tixier (obs. 8), porteur d'un angiome diffus du Vaste interne, exis·tait à la superficie de la tumeur, une petite veine bleuâtre, surtout apparente pendant la marche. Chez le malade de Layval et Viannay (obs. 18), on vit brusquement, sous l'influence d'une poussée phlébitique post-typhique, apparaître à la surface de l'angiome quelques dilatations variqueuses aboutissant à une veine que l'on suivait le long de la cuisse. Ces particularités n'ont évidemment rien de pathognomonique, d'autant moins qu'elles ont été signalées au niveau des membres inférieurs.

Autrement importantes sont les particularités que l'on peut rencontrer sur les téguments à quelque distance que ce soit de la lésion considérée. La pré·sence d'un *nœvus* de *tâches téliangectasiques* de la peau est de la plus haute importance ; elle peut permettre d'établir un diagnostic hésitant (obs. III), Tillaux insistait beaucoup sur ce signe. Dans les cas douteux il ne faudra jamais négliger de la rechercher.

En somme, en présence d'un angiome musculaire, la vue n'est pas frappée par une pigmentation des téguments qui le recouvrent, mais uniquement par le volume et la forme d'une tumeur.

Le volume de l'angiome musculaire est très variable. A vrai dire, nous devons distinguer nettement désormais, l'angiome circonscrit et l'angiome diffus.

L'angiome diffus est le plus souvent assez volumineux, quand le malade se présente au chirurgien ; c'est précisément parce que volume l'inquiète que le malade réclame une intervention. Dans les cas que nous citons on note les dimensions de 8 centimètres carrés (obs. 8), de 10 centimètres de long sur 8 de large (obs. 12) de 16 centimètres de long (obs. 6) ; on en voit un envahir grande partie du deltoïde. Ces tumeurs s'orientent généralement dans le sens des fibres musculaires (obs.)

L'angiome encapsulé peut n'être pas plus gros qu'un grain de raisin (obs. 5), atteindre le volume, d'une tête d'enfant (cas de Honsell). En général, leurs dimensions sont celles d'un marron, d'un œuf de poule, d'une mandarine ; elles sont moindres, on le voit que celles de l'angiome diffus. Un fait reste à signaler : ces tumeurs encapsulées, de forme généralement assez régulièrement ovoïde, ont leur grand diamètre orienté suivant l'axe du membre sur lequel ils se trouvent.

C'est surtout la palpation qui nous donnera de ces angiomes leurs vrais caractères cliniques.

Quand la main cherche à en préciser les *contours*, on s'aperçoit que l'angiome diffus n'en a pas ; on a la sensation d'une masse qui se dérobe et fuit dans la profondeur ; aussi la forme de ces tumeurs, essentiellement irrégulière, échappe à toute description.

L'angiome encapsulé, au contraire, a des contours nets ; on en précise aisément les limites,

La main qui poursuit son exploration, perçoit encore une différence dans la *consistance* de ces tumeurs.

Dans l'angiome diffus, tous les auteurs ont signalé une sensation de mollesse bien particulière, parfois analogue à celle que l'on éprouve en palpant un poumon emphysémateux (Jaboulay, Ch. Viannay).

D'autres fois, l'angiome est moins mou, plus élastique, voire même presque fluctuant ; il n'y a pas de fluctuation vraie, mais une sensation d'élasticité, de pseudo-fluctuation. On peut percevoir encore, en même temps que cette pseudo-fluctuation, une sensation de grenu caractéristique ; pseudo-fluctuation et sensation de grenu sont deux caractères sur lesquels insiste le Professeur Tédenat (obs. 14). On comprend que ces caractères divers, mollesse, élasticité, pseudo-fluctuaction, sensation de grenu, peuvent être plus ou moins accentués suivant l'intensité de la tension sanguine à l'intérieur des lacunes ; qu'avec une tension sanguine faible, c'est la sensation de mollesse qui prédomine, tandis que, la tension augmentant, la tumeur pourra devenir presque fluctuante. Quant à

la sensation de grenu, elle est due vraisemblablement à la constitution même de la tumeur, composée
d'alvéoles sanguines, multiples, voisines et séparées
les unes des autres par des bandes conjonctives.

Tout autres sont les sensations que donnent les
angiomes encapsulés. Ici la consistance dépend évidemment de l'intensité de la réaction conjonctive
périphérique.

Une tumeur de petit volume, entourée d'ue enveloppe conjonctive épaisse offrira la résistance d'un
corps dur (obs. 13). La coque périphérique est-elle
mélangée de tissu adipeux, comme dans le cas de
Tédenat et Fuster (obs. 16), on a la sensation d'une
surface à gros grains, tout comme dans un lipome ; il
se peut qu'à un examen plus approfondi, on perçoive,
sous cette paroi, la masse sous-jacente de l'angiome,
élastique et lisse ; néanmoins, on reste frappé par les
sensations que donnent la coque périphérique et l'on
pense évidemment à la présence d'un lipome dont on
vient de percevoir tous les caractères. D'autres fois,
au contraire, lorsque la réaction conjonctive est peu
intense, la tumeur, quoique régulière et bien limitée,
est mollasse ct sa consistance se rapproche plus ou
moins de celle de l'angiome diffus. C'est dans ces
cas que la présence d'angiolithes au sein de la tumeur,
peut donner une crépitation analogue à celle des
grains riziformes (obs. 3).

Ces diverses sensations sont recueillies par une
palpation légère ; une palpation plus profonde met en
relief un caractère absolument symptomatique de ces
tumeurs : *la réductibilité*. Or, parmi les angiomes

musculaires, les uns sont réductibles, les autres ne le
sont pas.

Les angiomes musculaires sont en réalité rarement réductibles et toujours incomplètement. Ce
caractère est, en effet, rarement mentionné dans nos
observations. Un angiome diffus du vaste interne
(cas de Jaboulay et Viannay, obs. 10) est partiellement réductible ; dans un cas de Tillaux (obs. 3), un
angiome circonscrit des fléchisseurs superficiels des
doigts est presque entièrement réductible.

Par contre, leur irréductibilité est plus souvent
observée, alors même qu'il s'agit d'angiomes diffus
(obs. 8 : angiome diffus du vaste interne ; obs. 14 :
angiome diffus du deltoïde). On conçoit aisément
que des tumeurs encapsulées, formant une masse
dure, comme, par exemple, dans le cas de l'observation 12 où il s'agit d'un angiome encapsulé des muscles épitrochléens, soient totalement dépourvues de ce
caractère : il en sera de même toutes les fois que la
coque périphérique sera épaisse ou plus ou moins
infiltrée de tissu adipeux (obs. 16).

On le voit, la réductibilité n'est pas l'apanage des
angiomes diffus puisque des angiomes encapsulés
peuvent présenter ce caractère (obs. de Tillaux) ; de
même qu'on rencontre des angiomes diffus absolument irréductibles (obs. 8 et 14). Il est permis de
penser que la réductibilité est due à la prédominance
du courant veineux au sein de l'angiome, tandis que
dans les tumeurs où prédomine le courant artériel,
la réductibilité ne se produit pas.

Nous devons placer à côté de la réductibilité à la

pression un autre symptôme signalé par Poncel (obs. 6) la *disparition presque entière de la tumeur pendant l'élévation du membre.*

Ce caractère a été rencontré par Gangolphe et Léon Tripier dans des angiomes parostaux situés près du genou ; on voit qu'il peut exister et qu'en fait il existe aussi dans les angiomes musculaires.

C'est ce que confirme d'ailleurs *l'influence que peut avoir sur ces tumeurs la compression* exercée à la racine du membre par une bande d'Esmarch. Les unes sont complètement atrophiées ; Tillaux eut ainsi de la peine à retrouver une tumeur angiomateuse. C'est la présence d'angiolithes qui lui permet d'en repérer le siège. De même, dans une observation de Tédenat, une ligature placée sur le trajet de deux artérioles se rendant à la tumeur, anémia complètement celle-ci. Il est permis de conclure que, dans des cas de ce genre, il existe une prédominance de la circulation artérielle.

Dans une autre série de faits, on voit des angiomes, au contraire, augmenter de volume à la suite d'une compression sus-jacente. La station debout prolongée et la marche produisent le même effet. C'est alors qu'on voit ces tumeurs, malgré l'application d'une bande d'Esmarch à la racine du membre, saigner abondamment (obs. 8 et 11) au cours de l'intervention ; en sorte que si la division des angiomes en tumeurs artérielles et veineuses, proposée par Follin, Gerdy, Broca, ne correspond pas aux lésions anatomo-pathologiques de ces néoformations, essentiellement capillaires, elle répond à un fait cliniquement

constaté : prédominance, au sein des cavités lacunaires de la tension artérielle ou de la tension veineuse;
anatomiquement inexacte, elle est physiologiquement
vraie.

C'est vraisemblablement encore à la prédominance
de la circulation artérielle qu'il faut attribuer les
battements, *l'impulsion* qu'on a rencontrés parfois
dans les angiomes. Quelquefois, il est vrai, les battements sont communiqués par un tronc artériel voisin ; on conçoit, néanmoins, qu'une circulation artérielle angiomateuse au sein des cavités lacunaires
puisse produire ce phénomène. De même, certains
auteurs ont remarqué une véritable impulsion. Cette
impulsion toutefois est bien distincte de l'expansion
des tumeurs anévrysmales, expansion qui est, comme
chacun sait, un soulèvement, une dilatation brusque,
subite, totale, d'un vaisseau, dans toutes les direc-
tions, et qui repousse de tous côtés les doigts qui
cherchent à comprimer la tumeur. Rien de semblable
ne se produit dans les angiomes musculaires. Rappelons toutefois que les caractères dont nous venons
de parler sont absolument exceptionnels.

La palpation peut encore, comme nous avons eu
déjà l'occasion de le dire, faire apparaître des douleurs. Tantôt la douleur est locale, limitée même en
un point de la tumeur, elle est alors due à la présence d'angiolithes dont le siège est précisément celui
de la douleur maxima, et ce caractère est commun
aux angiomes diffus et aux angiomes circonscrits ;
tantôt la douleur s'irradie le long d'un tronc nerveux
comprimé et peut même être plus intense au niveau

des extrémités nerveuses ; ce caractère est presque exclusif aux tumeurs encapsulées comprimant ou enserrant à leur intérieur des fibres nerveuses.

Saisissons maintenant cette masse à pleines mains et cherchons à la mobiliser ; elle est généralement *mobile dans le sens transversal,* sous les plans super-ficiels, tandis qu'elle adhère aux plans profonds ; cette adhérence aux plans profonds est surtout visible lors des contractions musculaires, comme nous le verrons dans un instant.

Quand on a ainsi recueilli par l'inspection et la pal-pation tous les signes qu'elles peuvent nous révéler, il ne faut pas oublier de chercher *l'influence que pro-duit sur l'angiome la contraction musculaire.*

Celle-ci peut être gênée, douloureuse, impossible même, lorsqu'il existe une compression nerveuse, ce qui est le cas presque exclusif des angiomes encapsu-lés. Les caractères de la douleur provoquée par la contraction musculaire sont absolument les mêmes que celle que réveille la palpation : c'est une douleur irradiée le long d'un filet nerveux et c'est cette douleur qui cause l'impotence fonctionnelle.

Dans les angiomes diffus, la contraction muscu-laire provoque plutôt une impotence fonctionnelle qu'une véritable douleur ; le membre se fatigue rapidement ; cette prompte fatigue du membre angiomateux doit être, tout au moins en grande partie, attribuée, comme nous l'avons vu plus haut, à l'atrophie musculaire qui accompagne l'angiome. Il peut se faire en outre qu'après des contractions répé-tées, exigeant des efforts multiples, l'angiome diffus devienne légèrement douloureux, mais les douleurs sont rapidement calmées par le repos. C'est ce que nous voyons dans le cas rapporté par Corneloup (obs. 8). Le malade, porteur d'un angiome diffus du vaste interne, éprouve à la fin des journées plus pénibles, en même temps qu'une fatigue plus accentuée du membre malade, de vagues douleurs d'ailleurs vite calmées par le repos.

Ces symptômes sont toujours plus accentués aux membres inférieurs, plus exposés à la fatigue.

Il est encore un signe que la contraction musculaire fait apparaître dans tous les cas d'angiomes, qu'ils soient circonscrits ou diffus. Sous l'influence des contractions musculaires, provoquées ou spontanées, la tumeur devient souvent plus saillante à l'extérieur ; elle est toujours plus dure et toujours absolument immobilisable. Cette *immobilisation de la tumeur lors des contractions musculaires*, ne peut évidemment pas nous faire préjuger de sa nature ; elle nous indique simplement sa localisation intra-musculaire, ce caractère étant commun à toutes les tumeurs musculaires ; ce caractère a néanmoins une réelle valeur, puisqu'il nous permet de localiser le siège de la tumeur.

Nous devons enfin signaler qu'on a parfois utilisé la *Radiographie* dans les angiomes musculaires (obs. 9). Le Professeur Kirmisson, croyant se trouver en présence de corps étrangers, fit radiographier une de ses malades. La radiographie montre deux ombres dont les contours ne rappellent aucun objet connu : c'étaient des ombres produites par deux angiolithes situés à l'intérieur d'un angiome. La radiographie, comme on le voit, pourrait ainsi induire en erreur, si l'on n'était prévenu de la possibilité d'un fait semblable.

Tels sont les divers symptômes fonctionnels ou physiques par lesquels se révèlent les angiomes musculaires. Toutefois, il s'en faut, on le conçoit, que tous ces signes soient présents à la fois. D'après ce que nous avons dit des variétés anatomiques de ces tumeurs, après l'exposé analytique de leurs symptômes divers, il est facile de comprendre que leurs manifestations cliniques sont éminemment variables. Cependant, il nous a semblé, en parcourant les observations que nous avons pu lire, que ces divers signes se groupent pour constituer des formes cliniques assez nettement tranchées, répondant d'ailleurs à des différences de structure non moins nettes. Nous sommes ainsi amenés à décrire les formes cliniques des angiomes musculaires ; cette étude sera d'ailleurs facilitée par ce que nous avons dit dans les paragraphes précédents.

§ II. *Variétés cliniques des angiomes musculaires.*

On peut, en effet, au point de vue clinique, distinguer l'angiome diffus, l'angiome encapsulé et l'angiome récidivant.

L'angiome diffus est une tumeur généralement assez étendue — 8 centimètres environ sur 10 (obs. 12), 6 cent. sur 10 (obs. 15) de forme irrégulière, souvent orientée dans les sens des fibres musculaires. C'est à la surface de ces tumeurs qu'on peut apercevoir des dilatations variqueuses, rares d'ailleurs, tandis que la peau garde toujours sa coloration normale. L'angiome diffus est mal limité, de constitution molle, donnant cette sensation dont parle Viannay, de poumon emphysémateux ; il peut être encore élastique, pseudo-fluctuant, avec, profondément, une sensation de grenu. Il est parfois réductible, d'autres fois il ne l'est pas du tout. Ses contractions musculaires l'immobilisent et peuvent rendre la tumeur plus turgescente.

Il peut entraîner par son volume, qui correspond, comme nous l'avons déjà dit, à une atrophie correspondante des fibres musculaires striées, une gêne fonctionnelle, relativement légère, ordinairement plus sensible au niveau des membres inférieurs, et qui peut s'accompagner de douleurs plus ou moins vagues, vite calmées par le repos. Il faut à son intérieur la présence de phlébolithes pour qu'il soit douloureux. La douleur est alors locale et son maximum répond aux lacunes qui sont le siège du processus angiolithique.

Tout autre est l'aspect de *l'angiome circonscrit*. C'est cette variété qui, du fait même de son encapsulation, rentre le moins dans le cadre clinique des angiomes.

On se trouve le plus souvent en présence d'un angiome dont le volume, variable d'ailleurs, est le plus souvent celui d'un marron, d'un œuf de poule, d'une mandarine. La tumeur est souvent de forme régulière, ovalaire, allongée dans le sens du membre.

Elle peut être réductible, mais le fait est exceptionnel, on peut sentir à son intérieur une crépitation analogue à celle que donnent les grains-riziformes, si elle renferme des angiolithes. Le tissu qui l'enveloppe peut donner la sensation d'un fibrolipome, ou d'une masse très dure, s'il s'agit d'un angiome peu volumineux et bien encapsulé.

Elle est généralement mobile sous les plans superficiels, toujours immobilisée comme le précédent, par des contractions musculaires.

La palpation, comme les contractions musculaires, peuvent provoquer des douleurs soit locales, s'il existe des phlébolithes, soit irradiées s'il existe une compression nerveuse. C'est ce qui se produit le plus souvent. C'est cette variété d'angiome qui provoque les douleurs les plus intenses, douleurs qui les font prendre assez souvent pour des névromes, et c'est généralement à cause des douleurs provoquées par elles, que les malades qui en sont porteurs viennent réclamer une intervention chirurgicale.

Que l'angiome soit diffus ou circonscrit, il peut, de par son évolution, affecter certains caractères cliniques qui ne manquent pas de frapper le chirurgien et qui permettent, sinon d'en faire une classe absolument à part, tout au moins de les mettre en relief. Nous voulons parler de l'*angiome récidivant*.

Tandis, qu'en effet, on a vu des angiomes diffus, les uns rapidement envahissant, ne donner lieu à aucune récidive; les autres, partiellement enlevés se comporter de même (un angiome diffus du biceps brachial, opéré par Tédenat, et partiellement excisé, revu cinq ans après, ne s'est pas reproduit); il en existe d'autres, tant diffus que circonscrits, qui ont une tendance marquée à se reproduire.

Nous rappellerons les cas de Fülkroger et de Riethus : un angiome récidivant des muscles du mollet nécessite une amputation de jambe; une tumeur de même nature qui occupe les muscles de la plante du pied nécessite l'opération de Pirogoff. Une malade du professeur Jaboulay, dont l'observation est rapportée par Viannay (obs. 10), porteur d'un angiome diffus de la partie inférieure du vaste interne, est opérée une première fois. Deux ans après, récidive *in situ* exigeant une nouvelle intervention; agravation, au cours de la récidive, des phénomènes névritiques déjà éprouvés la première fois, et qui persistent même après l'opération.

Une malade du Dr Blanc (obs. 18) porteur d'un angiome congénital du tiers supérieur du genou externe, opérée pour la première fois en juin 1903, voit, en 4 ans, se produire quatre récidives (décembre 1903, août 1905, mai 1906, février 1907); lès récidives successives intéressent toujours le même muscle (jumeau externe), mais elles se reproduisent en des points variables; les deux premières fois, derrière la gouttière rétro-molléolaire externe; la troisième fois, à la partie inférieure du creux poplité; la cinquième fois, en un point voisin de la tumeur initiale. *Chaque fois la tumeur est plus envahissante et plus diffuse.*

§ III. *Evolution.*

Si l'on envisage, d'ailleurs, les caractères évolutifs

de ces tumeurs, on peut en distinguer encore des variétés assez nettement tranchées.

Les unes ont une *évolution rapide*. En quelques mois, elles atteignent un volume respectable. Un angiome diffus du grand dorsal chez une jeune fille de 17 ans, avait, en un mois, formé une tumeur qui occupait une base d'environ 10 cent. de longueur sur 88 de largeur (obs. 12). Un angiome du deltoïde. chez un jeune homme de vingt ans (cas de Tédenat, obs. 14), avait envahi une grande partie de deltoïde. Ce sont, on le voit, des angiomes diffus, survenant chez des jeunes. Le malade se présente alors chez le chirurgien uniquement parcequ'il est inquiété par le volume de la tumeur. Ces cas sont, il est vrai, assez rares ; nous ne l'avons rencontré que deux fois dans nos observations.

Le plus souvent, les angiomes ont une *évolution lente*. Un grand nombre d'angiomes diffus présente cette évolution lente et progressive, et alors le malade est amené auprès du chirurgien, soit parcequ'il est inquiété par le volume de sa tumeur, qui peut d'ailleurs entraîner une certaine gêne du membre (cas de Tixier et Corneloup, obs. 8), soit parce qu'à la suite de la formation de phlébolithes, la tumeur est le siège de douleurs plus ou moins vives (cas de Jaboulay et Viannay, obs. 10 ; cas de Hardouin, obs. 11).

Cette évolution lente est la règle pour les angiomes circonscrits. Une malade du Dr Blanc (obs. 17) opérée pour la première fois à 23 ans était porteur d'une tumeur congénitale qui n'inquièta la malade par des douleurs de compression qu'à l'âge de 19 ans. La

malade de Demarquay s'était aperçu depuis neuf ans
de la présence de sa tumeur (angiome du grand long
supinateur), quand celle-ci devint douloureuse au
point de faire croire qu'il s'agissait d'un névrome du
radial. En un an, un angiome de la pointe de la langue, opérée par Schwartz chez une femme de 45 ans,
avait à peine atteint le volume d'un grain de raisin.
Dans tous ces cas, comme on peut le voir, ce sont
les douleurs qui amènent le malade auprès du chirurgien.

D'autres fois encore, ces tumeurs, encapsulées ou
diffuses, *restées longtemps stationnaires, augmentent
brusquement de volume*, ce qui provoque, en général,
des troubles de compression nerveuse. Cette augmentation brusque de volume et les troubles qui
l'accompagnent, inquiétant le malade, celui-ci se
présente au chirurgien. Tel le malade de Tédenat
(obs. 18) porteur, depuis dix ans, d'un angiome de la
grosseur d'une amande, sur la partie moyenne du
bras, qui voit brusquement cette tumeur augmenter
de volume au point de couvrir au bout de six mois,
une surface de 10 centimètres de long sur 6 de large,
tout en provoquant des douleurs irradiées dans le
domaine du médian. Tel encore le malade de l'observation 16, porteur, depuis six ans, d'une petite grosseur insignifiante, sur la face antérieure de la cuisse
droite, tumeur qui, en quelques mois, atteint le
volume d'un gros œuf de poule. Il s'agit, dans le
premier cas, d'un angiome diffus du biceps brachial;
dans le second, d'un angiome partiellement circonscrit du droit antérieur de la cuisse. Il est à noter, que

dans ce cas, la tumeur n'est jamais bien encapsulée, ou bien elle est entièrement diffuse, ou bien partiellement circonscrite avec des expansions plus ou moins nombreuses ; comme si, primitivement limitée, elle avait pris brusquement une *tendance à l'expansion,* attestant ainsi tardivement cette prédominance de la néoformation vasculaire sur la formation conjonctive dont nous avons parlé plus haut.

Rappelons enfin que *cette tendance à la diffusion est un des caractères des angiomes récidivants.* Sans insister sur le cas de Jaboulay et Viannay (obs. 10) qui concerne un angiome diffus, la malade du Dr Blanc (obs. 17) en est un exemple frappant ; chaque fois il faut pratiquer une exérèse plus large. Ce caractère ne se manifeste évidemment pas extérieurement par des signes cliniques ; mais, *en présence d'une tumeur qui, restée longtemps stationnaire, augmente brusquement de volume ou qui récidive, il faut toujours soupçonner,* sinon la présence d'un angiome diffus proprement dit, tout au moins *un commencement de diffusion dans les parties profondes.* C'est ce qui résulte nettement des observations publiées jusqu'ici.

§ IV. *Complications.*

A la fin de cette étude clinique, nous ajouterons un mot des complications.

La situation profonde de l'angiome musculaire le met à l'abri des hémorragies.

Les accidents de compression nerveuse, qui peuvent être regardés, si l'on veut, comme des complications, font en réalité partie de la symptomatologie de l'angiome circonscrit.

Une seule fois nous avons vu un angiome diffus devenir subitement phlébitique au cours d'une dothiénentérie (obs. 18). Cette inflammation de l'angiome au cours d'une pyrexie est la seule complication vraie que nous ayons rencontrée dans l'angiome musculaire.

DIAGNOSTIC

D'après tout ce que nous venons de voir sur les signes et l'aspect clinique des angiomes musculaires primitifs, il est facile de comprendre que le diagnostic en est souvent malaisé. La lecture des observations montre qu'effectivement, il est rarement fait.

Aussi, croyons-nous devoir tout d'abord mettre en relief les caractères qui ont permis de les reconnaître et qui serviront d'éléments de diagnostic, avant d'indiquer les principales affections avec lesquelles on peut les confondre.

Nous voyons que deux fois, ce sont les antécédents du malade (récidive d'un angiome antérieurement opéré : cas de Jaboulay et Viannay, obs. 10 ; cas de

Blanc et Péju, obs. 17) qui ont permis de faire le diagnostic. Il est bon de se rappeler que la récidive peut se faire, non seulement *in situ*, mais encore à une certaine distance de la tumeur initiale (obs. 17).

Liston (obs. 1), en présence d'une tumeur intra-musculaire des muscles du mollet (immobilisation pendant les contractions), congénitale et pulsatile, reconnut un angiome musculaire.

Tillaux (obs. 3) put poser son diagnostic une fois : la tumeur, immobilisée par la contraction, est mollasse, réductible, donne une sensation de grains riziformes et s'accompagne de taches télangiectasiques de la peau.

Le Professeur Tédenat (angiome diffus du deltoïde, obs. 14) se base sur la pseudo-fluctuation et la sensation de grenu de la tumeur qui se durcit pendant les mouvements du bras, pour affirmer la présence d'un angiome.

Le Docteur Poucel (angiome caverneux du quatriceps fémoral gauche, obs. 6) établit le même diagnostic en présence d'une tumeur accompagnée de quelques varices sous-cutanées au niveau de la cuisse et qui disparaît presque entièrement pendant l'élévation du membre.

Nous croyons être en droit de rapprocher de ces faits d'autres observations qui concernent, non plus des angiomes musculaires, mais des angiomes parostaux ou capsulaires, que l'on rencontre souvent près de l'articulation du genou et qui donnent parfois naissance à de « fausses arthrites ». Les caractères qui ont permis d'en reconnaître la nature peuvent se rencontrer dans les angiomes musculaires.

Gangolphe (angiome parostal — avec dégénéreséence fibrolipomateuse — de l'extrémité inférieure du fémur droit, *Gaz. Hôp.*, 1907), remarque que sa tumeur augmente de volume pendant la station debout, diminue si l'on élève le membre; qu'il existe, au point maximum de la tumeur un petit nævus formé par un petit lacis veineux superficiel violacé ; qu'elle s'accompagne d'un bec-de-lièvre, malformation congénitale, pouvant faire supposer la nature congénitale de l'affection.

Léon Tripier (angiome parostal de l'extrémité inférieure du fémur gauche, *Ac. Méd.*, 1891) peut observer que sa tumeur augmente de volume à la suite d'une compression sus-jacente du membre, de même qu'elle diminue pendant qu'on élève celui-ci et que des applications d'eau chaude et d'eau froide déterminent les mêmes changements de volume.

Augagneur (*Lyon Médical*, 1894, p. 367) est amené au diagnostic exact en présence d'une tumeur réductible, siégeant près du genou gauche et accompagnée de nævi violacés avec augmentation des sueurs et du système pileux sur la face postérieure de la cuisse.

En somme, *les divers éléments* qui peuvent permettre de reconnaître l'angiome musculaire sont assez nombreux.

Nous n'insisterons pas sur les *antécédents* du malade, en présence d'une récidive.

De même, il est généralement aisé de reconnaître le *siège* intra-musculaire de la tumeur. Celle-ci, en effet, pendant les contractions musculaires, peut devenir plus dure, plus turgescente ; elle est toujours immobilisée. Cette immobilisation de la tumeur, lors des contractions musculaires, se rencontre presque toujours et permet ainsi de faire le diagnostic du siège de la lésion.

Quant à la *nature* de la tumeur, les divers signes qui peuvent permettre de la reconnaître, peuvent être divisés en signes de certitude et signes de probabilité :

Les *signes de certitude* sont :

1° *La réductibilité* de la tumeur ou encore son augmentation de volume par la station debout, la marche, la compression sus-jacente et sa diminution par l'élévation du membre. C'est là le signe pathognomonique de toute tumeur angiomateuse ; il n'y a pas de doute possible dans ces conditions.

2° *Les résultats de la ponction exploratrice*, qui ramène du sang dont les globules rouges ne sont pas déformés, ce qui démontre la présence d'un sang circulant et non altéré, alors qu'il en sera tout autrement dans un névrome, un lipome, un fibrome, un sarcome, une gomme syphilitique ou tuberculeuse, voire même un kyste hématique dans lequel les globules rouges sont plus ou moins altérés.

Voici maintenant les *signes de probabilité* :

1° Un premier caractère, extrinsèque à la tumeur, est la *coexistence de nævi, de taches télangiectasiques* de la peau (cas de Tillaux, obs. 3), ou encore de dilatations variqueuses au niveau ou dans le voisinage de la tumeur (obs. 6, 10, 18) ; ce dernier signe toute-fois, que l'on rencontre surtout au niveau des membres inférieurs, n'a pas évidemment la valeur du premier ;

2° *La congénitalité* (Liston) ou la coexistence de malformations congénitales, bec-de-lièvre, par exemple (Gangolphe).

3° *Les caractères physiques* de la tumeur :

A) La pulsatilité, les battements, sans expansion vraie, sans thrill ni souffle, — ce qui les distingue des anévrysmes artériels et cirsoïdes — se rencontrent dans les angiomes à prédominance de circulation artérielle.

B) *La pseudo-fluctuation avec sensation de grenu* (Tédenat), la consistance de poumon emphysémateux (Ch. Viannay), la crépitation analogue à celle des grains riziformes (Tillaux), la douleur à la pression en un point précis (Ch. Viannay), indice de la présence d'angiolithes.

Toute tumeur intra-musculaire qui offrira un ou plusieurs de ces caractères pourra être considérée comme étant probablement de nature angiomateuse.

Les éléments du diagnostic ainsi établis, il sera maintenant plus facile de distinguer l'angiome musculaire des diverses affections qui peuvent le simuler.

Il est évidemment des cas où le diagnostic s'impose : la tumeur est intra-musculaire, réductible à la pression, ou encore influencée par la station debout, la marche, la compression sus-jacente, l'élévation du membre, des applications chaudes ou froides ; il s'agit évidemment d'un angiome musculaire. Mais ce caractère existe rarement ; aussi, le plus souvent, seul le siège de la tumeur est aisé à reconnaître, et il faut la distinguer alors des diverses tumeurs intra-musculaires qui peuvent la simuler.

Celle-ci est-elle diffuse ? On pourra penser à un sarcome musculaire, si l'évolution est rapide (Tédenat) ou, si la tumeur est pulsatile, à l'anévrysme cirsoïde.

Le diagnostic avec le *Sarcome musculaire* est d'autant plus difficile que l'angiome se développe parfois rapidement chez un sujet jeune (obs. 12). Cependant, la consistance du sarcome est irrégulière suivant les points, moins uniforme que celle de l'angiome diffus. Il faut avouer que c'est là un caractère peu sûr et que la confusion est possible. Peut-être l'absence du signe d'Estlander — augmentation de la tempé-. rature locale au niveau des sarcomes — serait-elle d'un précieux secours. Toutefois, l'absence d'hyper-thermie locale n'a été signalée qu'une seule fois par Liston et nous ne savons s'il en est toujours ainsi.

En présence d'une tumeur pulsatile, animée de battements, on se rappellera que l'expansion véritable des anévrysmes artériels, le thrill, le souffle des *anévrysmes artério-veineux ou cirsoïdes* fait entièrement défaut dans l'angiome.

Si la tumeur musculaire est circonscrite, on peut, suivant la circonstance, la confondre avec divers affections musculaires : kyste hydatique, hématome consécutif à une rupture musculaire, gomme syphiltique ou tuberculeuse, collection de myosite chronique, etc.

Le *kyste hydatique* est rare, il peut être accompagné de formations analogues; présenter le frémissement hydatique. On le reconnaît surtout à ce fait qu'il forme dans les muscles une masse dure, ronde, de caractère incertain (Denonvilliers, Desprès, Lannelongue, Trélat).

L'*hématome* consécutif à une rupture musculaire peut aussi prêter à la confusion. On peut le reconnaître à son siège de prédilection : grands droits de l'abdomen; à son évolution, il apparaît après un traumatisme; peu à peu, de mou et fluctuant qu'il était, il devient plus dur; puis diminue peu à peu de volume tandis que les muscles reprennent leur continuité. L'angiome siège rarement à ce niveau, n'est pas toujours précédé de traumatisme, se développe assez tardivement après celui-ci, s'il existe, ne régresse pas comme un hématome qui se résorbe.

Une *gomme syphilitique* se reconnaît aux antécédents, à sa tendance à s'ouvrir spontanément au dehors, à sa disparition sous l'influence du traitement pierre de touche.

Un *foyer de myosite chronique* suppurée suppose ordinairement une infection antérieure, la fièvre typhoïde le plus souvent; il peut d'ailleurs prêter à la confusion, de même que l'abcès *froid*, d'autant plus que celui-ci renferme parfois le traumatisme dans son étiologie et que souvent il ne s'accompagne pas d'adénopathies. On conviendra que, dans ce cas, si les antécédents ne sont pas nets, s'il n'y a pas coexistence d'une lésion tuberculeuse, le diagnostic soit parfois délicat, même impossible. Seule alors, la ponction exploratrice pourra trancher le diagnostic.

On sait que l'angiome musculaire peut être enveloppé d'une coque plus ou moins épaisse qui peut simuler un fibrome ou un lipome. En fait, la lecture des observations montre que c'est avec le lipome qu'on le confond le plus souvent.

On conçoit que lorsque la coque périphérique de l'angiome encapsulé s'infiltre de tissu adipeux, donne cette sensation de gros grains caractéristique du *lipome*, on pense à ce dernier, et il existe en réalité un tissu fibrolipomateux ; on reconnaît la nature de l'enveloppe périphérique, alors que l'angiome sous-jacent peut passer inaperçu ; parfois, on pourra sentir plus profondément un tissu plus mollasse et avoir ainsi l'attention éveillée. En réalité, c'est là un diagnostic impossible à faire à la simple palpation. On ne peut que soupçonner la présence d'un fibrolipangiome, à la condition d'y penser. Ici encore, seule la ponction exploratrice, en perçant la coque périphérique et en retirant du sang montre de quoi il s'agit — à moins que la tumeur n'ait entièrement subi la transformation fibrolipomateuse. Les mêmes remarques s'imposent pour les angiomes encapsulés, de consistance surtout fibreuse.

Jamais nous n'avons vu les angiomes circonscrits avoir une consistance assez dure pour qu'on aie pu penser à un *ostéome* musculaire. On sait que celui-ci

(nous éliminons évidemment la myosite ossifiante
généralisée qui a des caractères tout autres) se rencontre le plus souvent chez les cavaliers ; on trouve
dans les antécédents la douleur brusque et vive de la
rupture musculaire traumatique ; le siège le plus ordi-
naire est le droit antérieur de la cuisse, près de
l'insection pubienne ; il n'y a pas de douleur à la pression ; l'ostéome, une fois formé, reste stationnaire.
On le voit, l'étiologie et la consistance osseuse de
l'ostéome ne rappellent pas les caractères de l'angiome musculaire.

Il arrive que le siège intra-musculaire de l'angiome
est difficile à mettre en évidence, au point de rester
ignoré ; il s'agit alors de petites tumeurs bien encapsulées, comprimant, soit un filet, soit un tronc nerveux.

Lorsqu'elle comprime un petit filet nerveux
(obs. 18) on pense ordinairement à un *tubercule sous-
cutané douloureux*, surtout au nivcau des espaces
intercostaux. Ici encore, on ne peut que soupçonner
la présence d'une formation angiomateuse et, pour
cela, il faut y penser. Il faut se rappeler toutefois,
comme le font remarquer Trélat, Terrillon, Ch. Monod et surtout Guillaume (1), que le tubercule sous-
cutané douloureux est en réalité un angiome bien
plus souvent qu'un névrome ou un fibrome. Ici
encore, si l'angiome n'a pas subi la transformation

---

(1) Guillaume : Tubercule sous-cutané douloureux. Thèse
Paris, 1896-7.

fibreuse totale, seule une ponction exploratrice peut éclairer le diagnostic.

Si l'angiome circonscrit comprime un tronc nerveux volumineux, et donne naissance à des douleurs irradiées, on croit à la présence d'un *névrome* : du radial, obs. 2; du tibial postérieur, obs. 4. On conçoit que, dans ce cas, si le siège intra-musculaire de la tumeur ne peut être mis en évidence; si aucun caractère extrinsèque ne peut faire soupçonner sa nature, on ne peut que penser à la possibilité d'un angiome, si l'on y pense, et seule une seringue de Pravaz pourra trancher le diagnostic.

Enfin, certains angiomes musculaires, de par leur localisation, offrent encore de plus grandes difficultés de diagnostic, nous voulons parler des angiomes musculaires du quadriceps fémoral, siégeant au voisinage de l'articulation du genou. Ils occasionnent de la gêne de la marche, des douleurs que le malade localise dans l'articulation même; ils peuvent se développer dans la suite autour des culs-de-sac synoviaux qui paraissent plus ou moins épaissis. On croit alors qu'il s'agit d'un abcès froid, d'un point d'ostéité de l'extrémité inférieure du fémur, de douleurs ostéocopes de la syphilis, d'un kyste synovial, d'un épaississement de la synoviale, voire même d'une arthrite du genou. Cependant, comme le fait remarquer Gangolphe, l'excellence de l'état général, l'absence d'atrophie musculaire et d'adénopathie inguinale correspondante peuvent suffire pour écarter l'hypothèse d'une lésion tuberculeuse. L'inefficacité du traitement pierre de touche permet d'éluder la syphilis. Quant à l'ostéosarcome, peut-être pourrait-on l'éluder encore grâce à l'absence de signe d'Estlander; mais ce caractère n'ayant été mentionné qu'une seule fois, on ne saurait se baser fermement sur lui pour asseoir une opinion certaine. Ici encore, la ponction exploratrice serait d'un précieux secours.

Le diagnostic est d'autant plus difficile dans ce cas qu'il existe au même niveau des *angiomes* plus profonds, sous-musculaires, *parostaux ou capsulaires* et qui offrent des caractères communs avec les tumeurs qui nous occupent, comme on peut le voir d'après quelques observations qui en ont été publiées (L. Tripier, *Académie de médecine*, 1891; Tillaux, *Journal de méd. et de chir. pratiques* 1894; Zesas, *Deuts Zeits, f. ch.*, 1907; Augagneur, *Lyon Médical*, 1894; Gangolphe et Gabourd, *Gaz. Hôp.*, 1907). Comme dans les angiomes musculaires, il peut exister à leur surface des varicosités veineuses, des tâches télangiectasiques de la peau (Augagneur, Gangolphe). Ces tumeurs peuvent être réductibles à la pression (Gangolphe); augmenter de volume pendant la station debout (Gangolphe) ou par la compression du membre à sa racine (Léon Tripier), tandis que l'élévation du membre les fait disparaître (Léon Tripier, Gangolphe). Elles occasionnent des douleurs qui peuvent faire penser à un point d'ostéite, à une arthrite, etc. Cependant, une particularité les distingue des angiomes musculaires: pendant les contractions musculaires, elles se dérobent pour ainsi dire à la palpation; on ne sent pas alors la tumeur primitive, mais le tissu musculaire sus-jacent qui se contracte et les cache devant les doigts qui les explorent. C'est uniquement ce dernier caractère qui peut permettre, lorsqu'il est bien net, de distinguer les angiomes musculaires du quadriceps, simplement immobilisés par la contraction du muscle, des angiomes profonds, parostaux ou capsulaires, de la même région qui, dans les mêmes conditions, deviennent inaccesibles à la palpation.

Le diagnostic d'angiome étant une fois posé, on peut le préciser davantage.

Nous savons que la douleur bien localisée à la palpation est synonyme de la présence d'angiolithes.

Si l'angiome est réductible; si la station debout fait augmenter son volume, la circulation veineuse prédomine; s'il est, au contraire, irréductible, pulsatile, on sera en présence de la variété artérielle des anciens auteurs.

Dans un autre ordre d'idées, lorsqu'on sera *en présence d'une tumeur ayant présenté une augmentation brusque de volume ou encore une récidive, on pourra affirmer qu'il existe une infiltration diffuse des parties profondes*, ce qui permettra d'être séservé dans le pronostic, comme nous allons le voir bientôt.

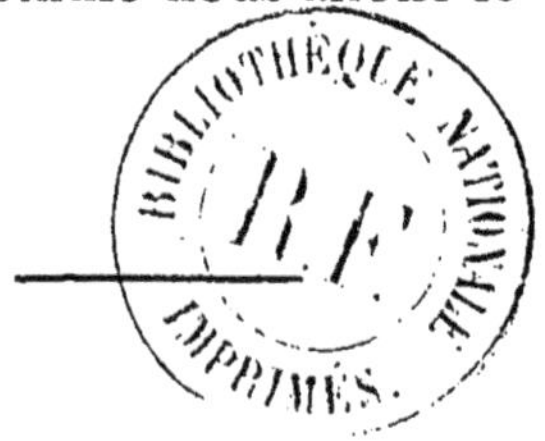

CHAPITRE VII

PRONOSTIC

Le diagnostic une fois fixé, la nature de la tumeur reconnue, il sera aisé, d'après tout ce qui a été dit d'établir le pronostic.

L'angiome musculaire est évidemment, en général, une tumeur bénigne. Il est bien évident que si l'on entend par tumeur maligne une formation patholo-gique qui provoque des métastases (nous nous pla-çons évidemment sur le terrain purement clinique), *l'angiome musculaire n'est pas une tumeur maligne ; il ne provoque pas de métastases ;* personne ne regardera comme un phénomène métastique les qua-tre récidives dont il est question dans l'observation 17. Toutefois, si l'angiome n'est jamais de nature mali-

gne à proprement parler, il est loin d'être toujours
inoffensif.

Sans doute, un angiome, bien encapsulé, évoluant
depuis longtemps, lentement, progressivement, sans
être volumineux, sans occasionner d'autres troubles
que des phénomènes de compression, peut être
regardé comme inoffensif en lui-même. Il suffit d'en
faire l'exerère pour faire disparaître les troubles qu'il
provoque et qui auront bien des chances pour ne pas
se reproduire.

Mais que la tumeur, limitée ou étendue augmente
brusquement de volume ; qu'elle vienne à récidiver,
on se trouve alors certainement en présence d'une
tumeur envahissante comme les appelait Demarquay.
C'est la règle dans toutes les observations de ce genre
publiées jusqu'ici et l'on se rappelle que, de semblables lésions *peuvent parfois nécessiter l'amputation
d'un membre.*

Peut-être est-on en droit d'être également circons-
pect à l'égard des angiomes des jeunes sujets qui
évoluent rapidement ; eux aussi montrent cette
marche envahissante qui inquiète à bon droit les
sujets qui en sont porteurs.

En somme, *le pronostic fonctionnel, doit toujours
être réservé* quand on se trouve en présence d'un
angiome diffus ou encapsulé qui *augmente rapidement de volume ou qui récidive.* Il sera également
prudent de faire des réserves pour l'avenir en présence
d'une tumeur survenant chez un jeune et *évoluant
rapidement ;* voire même en présence de tout angiome

celui-ci pouvant toujours prendre un jour une marche envahissante ou récidiver.

Quant au pronostic fonctionnel que l'on peut formuler à propos des accidents consécutifs aux compressions nerveuses, il est évident qu'il est subordonné à l'intensité des lésions. En présence d'un malade qui vient trouver le chirurgien parce qu'il éprouve depuis longtemps des troubles névritiques que l'on voit être assez accentués, il peut se rappeler que les troubles fonctionnels (douleurs, gêne, impotence, contracture, etc.) peuvent persister plus ou moins longtemps après l'ablation de l'agent compressif.

Ajoutons enfin que le *siège* même de la tumeur peut parfois imposer une réserve dans le pronostic ultérieur. Nous voulons parler des angiomes de la partie inférieure du quadriceps fémoral, situés au *voisinage de l'articulation du genou* et qui envoient des expansions sur les culs-de-sac synoviaux. Leur exérère ne peut se faire parfois qu'au prix de l'ouverture de la cavité articulaire (obs. 18), ouverture qui n'est pas sans danger. Dans l'observation que nous relatons, et où il s'agissait cependant d'un angiome infecté depuis peu au cours d'une dothiénentérie, il n'y a pas eu de suites opératoires. Néanmoins on conçoit sans peine les complications redoutables que peut entraîner l'ouverture d'une grande articulation comme celle du genou.

CHAPITRE VIII

TRAITEMENT

D'après tout ce qui a été dit, on conçoit quel sera le traitement des angiomes musculaires.

Remarquons tout d'abord que lorsque le malade se présente au chirurgien, parce qu'il souffre ou qu'il est inquiété par la présence d'une tumeur, un traitement chirurgical s'impose. Mais, ce traitement chirurgical, quel sera-t-il ? Peut-on appliquer à l'angiome musculaire la méthode électrolytique employée avec succès pour les angiomes superficiels ? Peut-on se contenter d'une exérère partielle ? Doit-on recourir d'emblée à une exérère totale ?

Il va de soi qu'en présence de troubles résultant d'une compression nerveuse, l'ablation de l'agent compressif s'impose.

Aussi *la véritable indication opératoire est tirée,* croyons-nous, non des complications diverses que l'angiome peut entraîner, mais de la nature même, de son évolution, *de sa tendance à s'étendre ou à se reproduire.*

Or, il est évident que dans les cas où la tumeur présente d'emblée une allure envahissante ; prend brusquement après une période de latence, une étendue inquiétante ; ou encore récidive et devient plus diffuse à chaque récidive, son exérère s'impose, aussi complète que possible.

Mais, en dehors de ces cas ; lorsqu'on se trouve en présence d'un angiome peu volumineux, sans troubles fonctionnels marqués, à évolution lente, doit-on proposer encore une extirpation totale? Nous n'hésitons pas à répondre par l'affirmative. Tout angiome, en effet, peut, après avoir présenté, pendant un temps plus ou moins long, une évolution lente, prendre brusquement une allure envahissante : tout angiome est susceptible de recidives ; et, *cette notion d'allure envahisante et de récidive possible, doit faire, croyons-nous de leur extirpation totale une règle absolue.* Ce n'est que dans le cas où cette extirpation totale, ne peut avoir lieu qu'au prix de grands délabrements ou d'hémorragie abondante, bref, d'une opération grave et dangereuse, que l'extirpation partielle peut être admise, à titre exceptionnel et comme pis aller.

Telle est, à notre avis, la conduite à tenir en présence d'un angiome musculaire.

Toutefois, il est des cas où la crainte d'une opération dangereuse, la pusillanimité du malade peuvent faire renoncer à l'extirpation totale. On peut avoir recours alors, soit peut-être à l'électrolyse, soit à une ablation partielle.

Nous n'avons pas, en réalité, rencontré d'observation où *l'électrolyse* ait été pratiquée dans le traitement des angiomes musculaires. Cependant, ce procédé donne d'excellents résultats dans les angiomes superficiels ; il a l'avantage, tout en amenant, par un processus de sclérose, la disparition du processus angiomateux, de laisser des cicatrices bien moindres que l'extirpation au bistouri. On peut donc se demander s'il ne donnerait pas aussi d'excellents résultats dans les angiomes musculaires. Toutefois, n'ayant aucune expérience de cette méthode dans le cas qui nous occupe, nous nous bornons à poser la question... en attendant qu'elle soit résolue. On peut simplement remarquer que l'angiome musculaire ayant souvent une situation profonde, des limites difficilement appréciables, cette méthode peut offrir, dans certains cas, un caractère aveugle et incertain.

Le seul traitement employé jusqu'ici se résume donc dans une exérère partielle ou totale.

Lorsqu'on sera ainsi amené à pratiquer une intervention sanglante, il faudra toujours se rappeler qu'il est des tumeurs à circulation artérielle prédominante qui s'anémient au point de disparaître presque complètement à la suite de l'application d'une bande d'Esmarch à la racine du membre, comme dans le cas de Tillaux, ou encore, au cours de l'intervention, par la simple ligature d'artérioles qui s'y rendent, comme dans l'observation rapportée par Tédenat (obs. 15).

D'autres fois, au contraire, malgré l'application de la bande d'Esmarch, malgré la ligature des artérioles que l'on rencontre, la tumeur saigne abondamment ; alors l'angiome est étendu ; il y a prédominance de la circulation veineuse, ce qui explique l'hémorragie ; c'est ce que l'on voit fréquemment mentionné pour les angiomes du quadriceps fémoral, qui sont très fréquents ; il n'est pas inutile d'être prévenu de ces particularités.

L'extirpation partielle a été employée, une fois entre autres, par le Professeur Tédenat, dans un cas où l'ablation totale de la tumeur aurait entraîné des délabrements trop considérables (il aurait fallu enlever tout le biceps) (obs. 15). Nous croyons devoir signaler le procédé employé dans ce cas. Une partie de la tumeur étant enlevée, on pose, sur la portion restante, trois ou quatre ligatures au catgut, transversales, en masse ; puis, entre les ligatures, on pratique des pointes de feu profondes avec la fine pointe du thermocautère. Si l'on se rappelle que le malade opéré par le Professeur Tédenat (alors qu'il s'agissait, cependant, d'une tumeur qui avait, depuis peu de temps, considérablement augmenté de volume), revu cinq ans après, ne présentait aucune récidive, on conviendra que cette méthode offre, dans certains cas, une sécurité suffisante pour pouvoir être employée.

Quant à *l'exérère totale* au bistouri, nous n'avons pas évidemment à insister sur son manuel opératoire, mais, nous tenons à insister sur ce point, nous croyons qu'elle seule constitue le traitement logique l'angiome musculaire, parce qu'elle seule peut mettre, autant que faire se peut, le malade à l'abri des récidives ultérieures, toujours à redouter. C'est celle que le chirurgien doit toujours proposer, celle qu'il doit toujours essayer de pratiquer. Dans les cas seulement où, au cours de l'intervention on constate qu'en raison de délabrements musculaires trop étendus ou d'une hémorragie trop abondante, l'ablation totale serait dangereuse pour le malade, on est autorisé à se contenter d'une exérère partielle, qui devient alors un pis-aller

L'ablation totale ou partielle ainsi faites, on referme le plus souvent la plaie sans drainer, étant donné qu'on opère le plus souvent en milieu aseptique.

Toutefois, si l'angiome est le siège de phénomènes inflammatoires récents, — comme dans le cas du Dr Viannay où avait brusquement éclaté un processus phlébitique au cours d'une dothiénentérie — si l'on redoute la formation d'un hématome profond, il sera prudent de faire un *drainage*.

CHAPITRE IX

CONCLUSIONS

I. Les angiomes musculaires primitifs, considérés par la plupart des auteurs, comme des malformations congénitales plutôt que comme des tumeurs proprement dites, intéressent exclusivement les muscles striés. Ce sont presque toujours des angiomes caverneux.

II. Ces tumeurs, résultant d'une néoformation des vaisseaux capillaires, secondairement dilatés par la pression sanguine, sont constituées par un ensemble de lacunes, séparées par du tissu conjonctif, dans lesquelles circule du sang. Le ralentissement de la circulation à leur intérieur amène la formation de caillots qui s'organisent et subissent en dernier lieu la dégénérescence calcaire, ce qui explique la présence d'angiolithes au sein de ces tumeurs.

Les angiomes musculaires peuvent être diffus, encapsulés ou partiellement circonscrits avec des expansions dans les parties profondes, qui indiquent une tendance nette à l'envahissement.

III. Leur apparition, qui a lieu ordinairement pendant les trente premières années de la vie, peut-être congénitale et semble parfois nettement influencée par un traumatisme antérieur.

IV. Les angiomes musculaires se révèlent par de l'impotence fonctionnelle des douleurs et l'existence d'une tumeur.

La gène fonctionnelle peut être due, soit à des douleurs, soit au simple volume de la tumeur, et dans ce cas, paraît être la conséquence d'une atrophic concomitante des fibres musculaires striées.

Les douleurs sont occasionnées soit par la formâtion d'Angiolithes — elles sont alors toujours locales et surtout provoquées par la pression (Ch. Viannay) soit par une compression nerveuse ; elles sont alors irradiées dans le territoire d'un nerf.

La tumeur, diffuse ou circonscrite, offre des aspects trop variables pour qu'on en puisse donner une description d'ensemble. Un seul caractère est constant : son immobilisation par les contractions musculaires. La peau, à leur niveau, n'est jamais violacée.

Aussi, doit-on, distinguer, au point de vue clinique. l'angiome diffus et l'angiome encapsulé ; on peut mentionner encore l'angiome récidivant.

V. Leur évolution, lente le plus souvent, peut être rapide. Parfois, après une période latente, l'angiome se développe brusquement.

VI. Leur infection brusque, au cours d'une pyrexie, est la seule complication signalée.

VII. Leur diagnostic, toujours difficile, est rarement fait. Les caractères qui ont permis de l'établir sont les suivants :

1°) Les antécédents, lors d'une récidive.

2°) Le siège intra-musculaire est reconnu par l'immobilisation de la tumeur lors des contractions musculaires.

3°) Quant à la nature de la lésion, on a, pour la reconnaître :

A. Des caractères de certitude.

a) La réductibilité de la tumeur à la palpation, ou encore son augmentation lors de la station debout, de la marche, de la compression sus-jacente ; sa diminution par l'élévation du membre (Tillaux, Tripier, Gangolphe, Poucel).

b) Les résultats de la ponction exploratrice ; on retire du sang dont les hématies ne sont pas déformées.

B. Des caractères de probabilité.

a) La coexistence de tâches télangiectasiques de la peau (Tillaux, Augagneur) ou encore, mais ce signe a moins de valeur, de dilatations variqueuses au niveau ou au voisinage de la tumeur.

b) La notion de congénitalité (Liston, Poucel) ou la coexistence d'affections congénitales (Gangolphe).

c) Les signes physiques de la tumeur : existence d'une tumeur intra-musculaire — pulsatile, mais sans expansion, sans thrill, sans souffle — pseudo-fluctuante avec sensation de grenu (Tédenat) ; de poumon emphysémateux (Ch. Viannay) ; offrant une crépitation analogue à celle des grains riziformes (Tillaux). La douleur à la pression est aussi un excellent signe (Ch. Viannay).

Le diagnostic doit être fait surtout avec les diverses tumeurs musculaires (lipomes, fibromes, kystes, abcès froids, sarcomes, ostéomes, etc.) ; les névromes ; les tubercules sous-cutanés douloureux ; et, au voisinage du genou, les angiomes parostaux ou capsulaires.

VIII. Bien que l'angiome musculaire ne donne pas de métastases, le pronostic fonctionnel devra être réservé si l'on se trouve en présence d'un angiome ayant une allure envahissante ou récidivant ; certaines tumeurs présentant ces caractères, ayant nécessité l'amputation d'un membre.

IX. Leur traitement se résume dans leur exérèse ; l'électrolyse qui paraît, à priori, susceptible de donner parfois de bons résultats, n'ayant, en fait, jamais été pratiquée.

L'intervention, qui donne souvent naissance à une

hémorragie abondante, peut-être, soit une extirpation partielle, soit un exérère totale au bistouri. Cette
dernière représente l'opération de choix et doit être
préférée toutes les fois qu'on le juge possible.

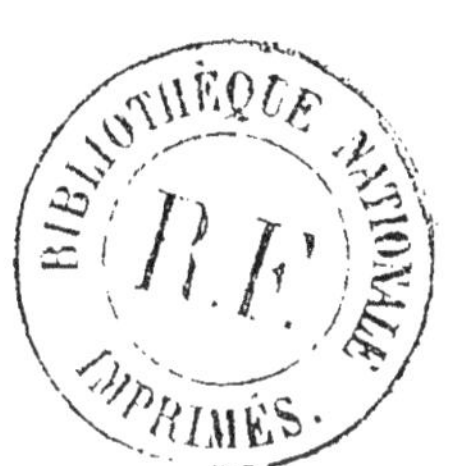

INDEX BIBLIOGRAPHIQUE

Alessandri. — Un caso di angioma cavernosio del musculo trapezio. *Policlinic-Roma*, 1904.

Auvray. — Angiome musculaire du vaste interne du quadriceps dont l'évolution a simulé une arthrite du genou *(Tribune médicale, 1905)*.

Augagneur. — Malades atteints de nævi. *Lyon Médical*, 1894.

Bajardi. — Contrib. allo studio degli angiomi musculari primitivi. *Clinica Moderna*. Florence, 1900.

Beurnier. — *Arch. gén. méd.*, 1884, t. II, p. 402.

Billroth. — Pathologie chirurgicale.

Blanc et Péju. — Angiome récidivant du muscle jumeau externe. *Loire Médicale*, 15 juin 1907.

Bonnet. — Thèse. Toulouse, 1894.

Brigidi et Maracci. — *Imparziale*, 1884.

Broca. — Traité des tumeurs.

Corneloup. — Sur un cas d'angiome caverneux du vaste interne. *Lyon Médical*, 1904.

Cornil et Ranvier. — Traité d'anatomie pathologique (3ᵉ éd.).

Cruveilhier. — Traité d'anatomie pathologique générale, 1878.

Demarquay. — Angiome musculaire. *Union Médicale*, 1861.

Desprès. — Thèse d'agrégation, 1866.

Deudon. — Les tumeurs primitives du masséter. Bordeaux, 1904.

Eve. — Cases of angioma of synovial membranes and of muscles. *Brit. Med. J.*, London, 1903.

Gangolphe et Gabourd. — Les angiomes profonds juxta-articulaires du genou. *Gaz. Hôp.*, 1907.

Germe. — Thèse. Paris 1900.

Guillaume. — Tubercule sous-cutané douloureux. Thèse. Paris, 1896-97.

Hahn. — La pathologie de l'hœmangiome. Budapesti orv. ujsag, 1903.

Hardouin. — Les angiomes du quadriceps fémoral. *Arch. gén. Méd.*, 1905.

Holmes Cootes. — London and *Méd. Gazette*, 1852.

Honsell. — Ueber ein Fall von angiom des muskels. *Beit-z-Kl. Chir.* Tubingen, 1902, XXXII.

Juvanon. — Des angiomes périostiques et parostaux. Th. Lyon, 1896-97.

Keller. — Zur kasuistik und hist. der kavernösene murke-langiome. *Deut. Zeit. f. Chir.* Lepzig, 1903.

Kirmisson. — Angiome calcifié du triceps crural gauche. *Revue de chirurgie*, 1905.

Kirmisson. — Précis de chirurgie infantile, 1906.

Lannelongue. — Leçons de clinique chirurgicale, 1905.

Lebert. — Traité d'anatomie pathologique.

Le Dentu. — Cliniques chirurgicales, 1892.

Lejars. — In traité de chirurgie Duplay et Reclus.

Liston. — Transact. of the Pathol. Society of London, 1864.

Mahar. — Notes sur un cas d'angiome du carré pronateur. Soc. Anat. 1904.

Margarucci. — Sul angioma primit. dei musc. volont. Obser-vatio cliniche et anat. path. Policlin. Roma, 1902.

Margarucci. — XXVe anno dell' insegnamento Chirurgico di Francesco Durante nell' Universita di Roma, 1898.

Mauclaire et R. de Bovis. — Des angiomes.

Monod (Ch.). — Th. Paris, 1873. *Bull. Soc. Ch.* Paris, 1879.

Morgan. — Remarks of vascular tumors. Brit. and. for. *Medical Review*, 1864.

Muscatello. — Sul angioma primitivo dei muscolo voluntari. *Riv. Veneta di Sc. Med.* XX, Venezzia, 1894.

Muscatello. — Ueber das primare angiom del Wohl. Küstchen murkeln. Arch. f. path. anat. Berlin, 1904.

Pantaleoni. — Angiom prim. dell masseter. *Bull. Soc. Med.* di Bologna, 1904.

Porta. — Dell' angiectasia. Milano, 1861.

Poucel. — Lecture de trois observations de tumeurs musculaires opérées avec succès. *Marseille Médical*, 1er juin 1908.

Pouchet et Tourneux. — Histologie des muscles, 1878.

Pupovac. — B. fürr Klin. Chirurgie, Tüb, 1897, t. 57.

Quénu. — In traité de chirurgie de Le Dentu et Delbet.

Reclus et Magitot. — Sur deux cas d'angiomes primitifs des muscles striés. *Revue de Chirurgie*, 1906.

Riethus. — Ueber primare murkelangiome. *Beit-z-Klin Chirurg*. Tubing. 1897.

Robin. — *Bull. Soc. de Biol.* 1863.

Rosciano. — Ang. musc. prim. del musculose retto abdominale. Cl. chirurg. Milano, 1904.

Stranch. — Intermuscul. cavern. angiom. mit. eigenartigen symptoten. *Deutsch. zeit. f. Ch.* Leipzig, LXII, 1902.

Sutter (H.). — Beit. zu der Frage von den primaren murkelang. *Deutsch. zeit. f. Ch.* LXXVI.

Schwartz et Chevrier. — Des lipomes ostéo-périostiques. *Rev. Ch.* 1106.

Tédenat et Fuster. — Angiomes primitifs des muscles. *Province Médicale*, 1907.

Terrillon. — *Progrès Médical*, 1883, p. 983.

Thorne (W.-S.). — Cavernous angiom of de volontary muscle. *Occidental Medic. Times*, San-Francisco, 1898.

Trélat. — Congrès de l'avancement des sciences. Lille, 1874, p. 855.

Tripier (R.). — Traité d'anatomie pathologique.

Tripier (L.) — Académie de médecine, 1891.

Viannay. — Angiome musculaire du vaste interne de la cuisse. *Province Médicale*, 1902.

Vincent. — Angiomes caverneux intra musculaire. Mém. de Soc. Méd. Lyon, 1878. XVII, p. 2.

Warneck. — *Centralblatt f. Chirurg*. 1896, 8, p. 183.

Wies-Layral-Viannay. — Angiome thrombosé dans le décours d'une dothiénentérie. *Loire Médicale*, 15 mars et 15 mai 1908.

Zeudro. — Beit zur Entstelung d. ang. cavernosum. *Wienn. Med. Woch*, 1903.

Zesas. — *Deuts. zeits. f. Ch.* 1906, Bd. LXXXII, p. 267 et *Centralblatt f. Ch.* 1906, p. 910.

ASSOCIATION TYPOGRAPHIQUE LYONNAISE, RUE DE LA BARRE, 12. — F. PLAN, DIRECTEUR.